TABLEAUX SYNOPTIQUES

POUR

L'EXAMEN BACTÉRIOLOGIQUE

DE L'EAU

3389-01 — CORBEIL. Imprimerie ÉD. CRÉTÉ.

TABLEAUX SYNOPTIQUES

POUR

L'EXAMEN BACTÉRIOLOGIQUE DE L'EAU

PAR

P. GOUPIL
PHARMACIEN DE PREMIÈRE CLASSE

Avec 14 figures

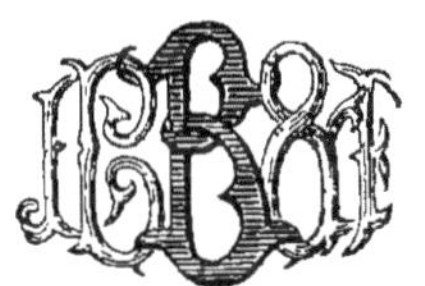

PARIS
LIBRAIRIE J.-B. BAILLIÈRE ET FILS
19, rue Hautefeuille, près du Boulevard Saint-Germain

1902

I. — GÉNÉRALITÉS

I. — INSTRUMENTS.

1. — MICROSCOPE.

STATIF.	De Stiassnie, Nachet, Leitz, etc., avec mise au point à crémaillère et vis micrométrique.	
OBJECTIFS.	Essentiels pour la bactériologie.	N° 7. Immersion homogène à huile, de 1/12 ou 1/15.
OCULAIRES.	N° I. N° III.	

Condensateur Abbe, pour l'objectif à immersion.
Une bouteille d'huile à immersion.

2. — ACCESSOIRES.

Lames.
Lamelles.
Flacons à entonnoirs et filtres.
Flacons compte-gouttes.
Pinces brucelles.
Pinces de Cornet.
Porte-lames.

II. — APPAREILS POUR LA STÉRILISATION ET LES CULTURES.

Four à flamber.
Autoclave de Chamberland.
Étuve de Roux.
Filtre Chamberland.

Ose de platine pour ensemencement, à fils { N° 1 / N° 2 / N° 3 }

Tubes à culture. { Tubes à essais. / Tubes à pomme de terre. }

Boîtes de Pétri.
Fioles de Gayon.
Matras de Pasteur.

Éprouvettes graduées.
Ballons et matras.
Entonnoirs.
Tubes pour pipettes.

Bec de Bunsen.
Lampe à alcool.
Couteau à pomme de terre.
Lime fine triangulaire.

III. — MATIÈRES COLORANTES.

Nota. — Tous ces colorants doivent être filtrés avant l'usage pour éviter les dépôts.

1. — SOLUTIONS SIMPLES.

1.	Bleu de méthylène	1 gr.
	Eau distillée	100cc
2.	Violet de gentiane	1 gr.
	Eau distillée	100cc
3.	Fuchsine	1 gr.
	Eau distillée	100cc

2. — SOLUTION HYDRO-ALCOOLIQUE.

1.	Safranine	1 gr.
	Alcool absolu	10 gr.
	Eau distillée	100 gr.

3. — SOLUTIONS MORDANCÉES.

1.	**Thionine phéniquée.**	Thionine rectifiée	1 gr.
		Acide phénique neigeux	2 gr.
		Alcool absolu	10cc
		Eau distillée	100cc
2.	**Krystal violet phéniqué** *(pour le Gram).*	Krystal violet	1 gr.
		Acide phénique neigeux	2 gr.
		Alcool absolu	10cc
		Eau distillée	100cc
3.	**Fuchsine de Ziehl.**	Fuchsine-rubine	1 gr.
		Acide phénique neigeux	2 gr.
		Alcool absolu	10cc
		Eau distillée	100cc
4.	**Bleu de Kuhne.**	Bleu de méthyle rectifié	2 gr.
		Acide phénique neigeux	2 gr.
		Alcool absolu	10cc
		Eau distillée	100cc

IV. — PRODUITS CHIMIQUES ET SOLUTIONS ACCESSOIRES.

Alcool à 90°.
Alcool absolu.
Éther sulfurique (oxyde d'éthyle).

Alcool-éther.....	Alcool absolu...............	50cc
	Éther sulfurique..............	50cc
Alcool-acétone...	Alcool absolu...............	80cc
	Acétone......................	40cc

Alcool amylique.
Xylol.
Baume du Canada.

Liqueur de Gram.	Iode.........................	1 gr.
	Iodure de potassium..........	2 gr.
	Eau distillée.................	300cc

Huile de cèdre.

Acides..........	Nitrique.
	Chlorhydrique.
	Sulfurique.
	Acétique.
	Phénique.

Huile d'aniline.
Chlorhydrate d'aniline.
Nitrite de soude.
Iodure de potassium.

Papier de tournesol.	Bleu.
	Rouge.

Ouate ordinaire.
Capuchons de caoutchouc.

V. — PRÉCAUTIONS A PRENDRE.

Concernant les diverses opérations usitées en bactériologie.

1. OPÉRATIONS A EFFECTUER.

- 1. Stérilisation..
  - 1. A sec.
  - 2. Humide.
- 2. Prélèvement.
  - 1. Avec le fil de platine.
  - 2. Avec les pipettes de verre.
- 3. Ensemencement.
  - 1° En milieu liquide.
    - 1. Méthode générale.
    - 2. Méthode des dilutions.
  - 2° En milieu solide.
    - 1. Méthode des piqûres.
    - 2. Méthode des stries.
    - 3. Méthode des dilutions.
- 4. Examen.....
  - 1. Macroscopique.
  - 2. Microscopique.
- 5. Expérimentation sur les animaux.
  - 1. Préhension.
  - 2. Inoculation.
  - 3. Autopsie.

V. — PRÉCAUTIONS A PRENDRE (*Suite*).

2. STÉRILISATION. — **1. Par l'air sec.**

La stérilisation à sec est employée pour priver de tous germes les récipients ou les appareils avec lesquels se fera le prélèvement des échantillons, ou dans lesquels seront placés les milieux de culture.

L'appareil employé, pour obtenir ce résultat, est le four Pasteur ou four à flamber.

Le mode opératoire est le suivant :

1. Fermer au moyen de bouchons d'ouate ordinaire, modérément serrés, les récipients soigneusement lavés et séchés, puis coiffer le col au moyen d'un cornet de papier.
2. Disposer les flacons ou les appareils dans le four, en évitant de les placer directement sur le fond de l'appareil.
3. Fermer le four, puis élever progressivement la température à 180°-190°. La maintenir une demi-heure.
4. Laisser refroidir et conserver à l'abri de la poussière.

Nota. — Les appareils dans lesquels entrent du caoutchouc ou une autre substance altérable à la chaleur seront stérilisés par la méthode suivante.

V. — PRÉCAUTIONS A PRENDRE (*Suite*).

2. STÉRILISATION (*Suite*). — 2. Par la vapeur d'eau surchauffée.

La stérilisation par la vapeur d'eau surchauffée s'obtient au moyen de l'autoclave de Chamberland, et convient pour stériliser les instruments fragiles et les milieux de culture liquides ou solides.

Le mode opératoire, qui peut être modifié dans certains cas, est en général le suivant :

1. Introduire dans l'autoclave de l'eau jusqu'au dixième de sa hauteur environ.
2. Placer dans le panier de l'appareil les objets à stériliser, enfermés dans un tissu si ce sont des instruments; contenus dans des flacons fermés par un bouchon en ouate ordinaire, si ce sont des milieux de culture.
3. Placer le dôme de l'appareil, le boulonner avec soin.
4. S'assurer que le robinet du tube servant à l'échappement est ouvert.
5. Allumer le gaz. Élever doucement la température jusqu'au point d'ébullition de l'eau.
6. Laisser la vapeur s'échapper jusqu'au moment où elle produira un fort sifflement (cinq minutes environ). L'air étant complètement expulsé, fermer le robinet d'échappement.

V. — PRÉCAUTIONS A PRENDRE (*Suite*).

2. STÉRILISATION (*Suite*).

2. Par la vapeur d'eau surchauffée (*Suite*).

7. Surveiller le manomètre, jusqu'à ce qu'il atteigne 110° ou 120° suivant l'indication.

   A ce moment, régler le gaz convenablement pour maintenir cette température pendant quinze à vingt minutes.

8. Après ce temps, arrêter le feu. Laisser le manomètre retomber au zéro.
9. Ouvrir le robinet d'échappement de la vapeur.
10. Déboulonner l'appareil.
11. Retirer les objets, qui sont stérilisés.

Nota. — Pour s'assurer de la stérilisation parfaite des milieux, il est bon de les maintenir au moins vingt-quatre heures dans une étuve à 37°.

S'il ne se produit aucun changement, le milieu peut être considéré comme stérile.

V. — PRÉCAUTIONS A PRENDRE (*Suite*).

3. PRÉLÈVEMENT.

1. Au moyen du fil de platine.

On emploie pour les petites quantités un fil de platine de 5 à 6 centimètres de longueur fixé au bout d'une baguette de verre. L'extrémité du fil peut être terminée en crochet, en boucle ou en pointe. Se servir de ce fil, on le portera préalablement au rouge dans la flamme d'un bec de Bunsen, puis on le laissera refroidir pendant quelques secondes et on procédera immédiatement à l'ensemencement.

2. Au moyen des pipettes de verre.

Pour puiser de plus grandes quantités de matière, surtout pour les liquides, on emploie de petites pipettes en verre de 1 à 3 centimètres cubes de capacité. On les prépare et on les stérilise à l'avance de la façon suivante :

1. L'extrémité effilée de la pipette est fermée à la lampe ; l'autre extrémité est bouchée au moyen d'un petit tampon de coton ordinaire, enfoncé de façon à ce qu'il disparaisse complètement dans le tube.
2. On stérilise le tout au four à flamber.
3. Au moment de l'emploi, flamber l'extrémité effilée de la pipette dans la flamme d'un bec de Bunsen.
4. Casser la pointe au moyen d'une pince flambée, laisser refroidir.
5. Plonger la pointe dans le liquide et aspirer par l'extrémité opposée.
6. Ensemencer immédiatement, sinon refermer à la lampe la pointe effilée, et conserver ainsi le prélèvement.

V. — PRÉCAUTIONS A PRENDRE (*Suite*).

4. ENSEMENCEMENT. — 1. **Méthode générale en milieu liquide.** — 1. D'un milieu solide en milieu liquide.

Pour ensemencer un milieu au moyen d'une culture obtenue préalablement pure, opérer de la façon suivante :

1. Saisir le tube ou le vase contenant la culture et le tube à ensemencer de la main gauche. Flamber la partie supérieure et le bouchon.
2. De la main droite, flamber un fil de platine monté. Saisir entre le dos de l'index et du médius le bouchon du tube de culture.
3. Plonger le fil de platine dans le tube à culture en évitant de toucher les parois. Retirer le fil avec précaution. Reboucher le tube.
4. Déboucher le tube à ensemencer de la même manière que précédemment.
5. Plonger le fil de platine chargé de substance dans le tube à ensemencer. Agiter doucement. Reboucher le tube.
6. Porter l'aiguille de platine au rouge.
7. Flamber la partie supérieure et le bouchon des deux tubes.

V. — PRÉCAUTIONS A PRENDRE (*Suite*).

4. ENSEMENCEMENT (*Suite*).

1. Méth. gén. en milieu liquide. (*Suite*).

- 2. D'un milieu liquide en milieu liquide.

  Dans le cas où l'ensemencement doit être fait avec un liquide, on suivra la même technique en employant une pipette stérilisée.

2. Méthodes des dilutions en milieu liquide.

- 1. D'un milieu solide en milieu liquide.
- 2. D'un milieu liquide en milieu liquide.

  La méthode des dilutions étant la base de l'examen bactériologique de l'eau, sa technique est donnée entièrement à l'article *Marche générale de l'analyse.*

3. Méthodes en milieu solide.

- 1. En piqûres.

  Quand le tube contient un milieu solide, qui a été refroidi dans la position droite, l'aiguille de platine, après les précautions d'usage, est enfoncée dans la gelée à une profondeur variable, perpendiculairement à la surface, en ayant soin de retourner le tube.

- 2. En stries.

  Quand, pour disposer d'une plus grande surface, le tube a été refroidi dans la position inclinée, l'ensemencement se fait en traçant un ou plusieurs traits longitudinaux et parallèles à la surface de la gelée, en maintenant le tube horizontal. (Observer les précautions d'usage.)

- 3. Par dilution.

  Pour l'emploi de la méthode des dilutions, Voy. l'article *Marche générale de l'analyse.*

V. — PRÉCAUTIONS A PRENDRE (*Suite*).

5. EXAMEN.

1. Macroscopique. — Examiner chaque colonie des boîtes de Pétri au moyen d'une forte loupe. Noter l'aspect, la couleur, l'absence ou l'intensité de la liquéfaction.

2. Microscopique. — Cet examen consiste à faire des préparations directement avec le produit à analyser, ensuite avec les colonies et les cultures pures obtenues.

1. Examen de l'organisme vivant. — On examinera d'abord l'organisme vivant. Pour cela :

1. Déposer une goutte de matière colorante faible en solution aqueuse sur une lame.
2. Déposer une parcelle de culture microbienne dans cette goutte ; recouvrir d'une lamelle.
3. Examiner au microscope.
4. Noter la motilité positive ou négative, si elle existe.

V. — PRÉCAUTIONS A PRENDRE (*Suite*).

5. EXAMEN (*Suite*). — **2. Microscopique** (*Suite*). — 2. Examen de l'organisme mort.

1. Placer une goutte de culture sur un couvre-objet parfaitement propre.
2. Étaler le liquide en couche mince.
3. Sécher les lamelles à une douce température, la face tournée en haut.
4. Passer trois fois la lamelle tenue avec une pince, dans la flamme non éclairante d'un bec de Bunsen ou d'une lampe à alcool.
5. La lamelle est déposée sur le bain colorant contenu dans un godet, la face préparée tournée en dessous. (Chauffer à 50°-60° si cela est nécessaire.) Surveiller les progrès de la coloration en soulevant de temps en temps la lamelle avec les pinces.
6. Laver à grande eau.
7. Si cela est nécessaire, décolorer avec de l'alcool absolu ou étendu, laver à l'eau.
8. Recolorer avec un autre bain si l'on veut faire une double coloration.
9. Laver à l'alcool absolu. Sécher. Monter au baume.
10. Examiner avec l'objectif à immersion.

V. — PRÉCAUTIONS A PRENDRE (*Suite*).

6. EXPÉRIMENTATION SUR LES ANIMAUX.	**1. Préhension.**	Les animaux qui servent à l'expérimentation sont : Le cobaye, Le lapin, Le rat, La souris. Le meilleur appareil pour immobiliser l'animal est celui de Czermak (fig. 1). Le lapin et le cobaye pourront être saisis avec la main, de préférence par la peau du dos. La souris et le rat seront saisis à la nuque au moyen de pinces.

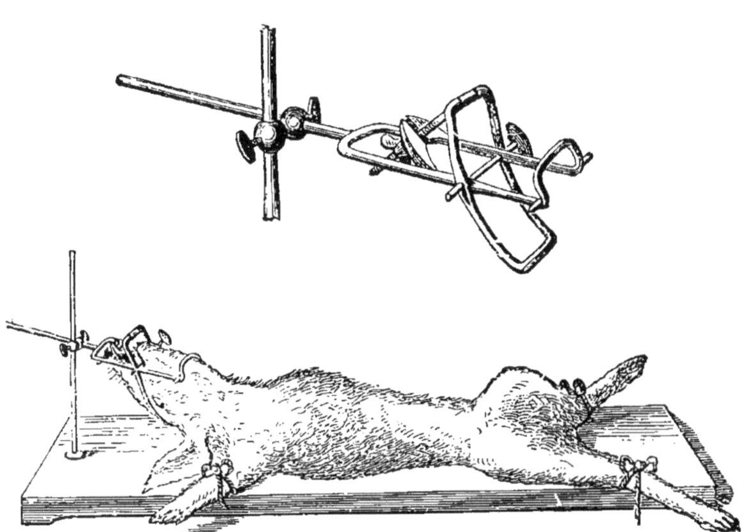

Fig. 1. — Appareil de Czermak.

V. — PRÉCAUTIONS A PRENDRE (*Suite*).

6. EXPÉRIMENTATION SUR LES ANIMAUX (*Suite*).

2. Inoculation.

Les instruments servant à inciser et dénuder la peau seront préalablement plongés pendant dix minutes environ dans de l'eau portée à l'ébullition ; puis on les placera dans une solution d'oxycyanure de mercure à 1 p. 1000.

Pour injecter les substances à inoculer, on emploiera de préférence la seringue de Straus, facilement stérilisable.

Avant de faire l'inoculation, on s'assurera de la pureté de la culture à injecter.

Si la substance à injecter est liquide : en verser une certaine quantité dans un verre à expérience stérilisé, aspirer avec la seringue munie de son aiguille, chasser l'air qui a pu s'introduire dans la seringue en recueillant soigneusement le liquide en excès.

Si la substance est solide : en prélever une parcelle que l'on délayera dans un petit mortier stérilisé au moyen d'un peu de bouillon stérile ; on opérera ensuite comme précédemment.

D'une façon générale, avant de faire l'injection, il faut raser les poils de la région au moyen de ciseaux courbes ; on lavera ensuite au savon et à la brosse, puis avec de l'alcool et une solution d'oxycyanure de mercure à 1 p. 1000.

L'injection pourra être pratiquée de trois façons.

1. Injection intrapéritonéale.
2. Injection intraveineuse.
3. Injection sous-cutanée.

V. — PRÉCAUTIONS A PRENDRE (*Suite*).

6. EXPÉRIMENTATION SUR LES ANIMAUX (*Suite*).

- **2. Inoculation** (*Suite*).
  - **1. Intra-péritonéale.** — Saisir la peau au voisinage de l'endroit aseptisé, de façon à y produire un pli longitudinal; enfoncer l'aiguille parallèlement à la base du pli formé. Pousser l'injection. Retirer l'aiguille et fermer la petite ouverture produite avec un peu de collodion.
  - **2. Sous-cutanée.** — Cette injection se fera de la même manière que précédemment, mais en glissant la pointe sous la peau de façon à pousser l'injection dans le tissu sous-cutané.
  - **3. Intra-veineuse.** — Cette injection se pratiquera principalement dans la veine marginale de l'oreille, chez le lapin. On saisit l'oreille et on en comprime la base à l'aide d'une pince, de façon à faire saillir la veine; on dénude et on aseptise l'endroit, puis on pousse l'injection comme précédemment.

V. — PRÉCAUTIONS A PRENDRE (*Suite*).

6. EXPÉRIMENTATION SUR LES ANIMAUX (*Suite*).

3. Autopsie.

Fixer le cadavre de l'animal sur une planchette en bois portant un piton à chaque angle, au moyen de nœuds coulants à chaque membre.

Dénuder la peau sur une ligne droite allant du cou au pubis. La fendre au moyen d'un scalpel en évitant de sectionner le tissu sous-jacent. Inciser ensuite la peau de chacun des quatre membres suivant une ligne droite partant du thorax pour les membres supérieurs, du pubis pour les membres inférieurs; puis, à l'aide d'une pince et d'un scalpel, décoller la peau que l'on rejettera à droite et à gauche, de façon à dénuder le thorax et l'abdomen.

On ouvrira le thorax en soulevant la pointe du sternum, et sectionnant les côtes à droite et à gauche en suivant un demi-cercle aboutissant à la clavicule ; on mettra ainsi à nu le cœur, les poumons, etc.

On ouvrira la région abdominale en sectionnant les muscles, en évitant toute lésion des viscères.

Pendant le cours de l'autopsie, on notera soigneusement les lésions, abcès, œdème, etc., et tout ce qui pourra paraître anormal.

VI. — PRÉPARATION DES MILIEUX DE CULTURE

Employés pour l'examen bactériologique de l'eau.

MILIEUX EMPLOYÉS.	1. **Milieux solides.**	Gélatine. Gélose. Pomme de terre. Milieu d'Elsner.
	2. **Milieux liquides.**	Bouillon. Solution de peptone.

VI. — PRÉPARATION DES MILIEUX DE CULTURE (*Suite*).

1. — PRÉPARATION DE LA GÉLATINE NUTRITIVE.

PRODUITS NÉCESSAIRES.	Gélatine (carte dorée).....	Été.......	150 gr.
		Hiver.....	140 gr.
	Peptone sèche......................		15 gr.
	Sel marin..........................		10 gr.
	Sucre..............................		10 gr.
	Glycérine..........................		3 gr.
	Agar-agar..........................		4 gr.
	Solution de soude à 1 p. 10...........		Q. S.
	Eau filtrée.................		Q. S. pour 1000cc
	Blanc d'œuf........................		N° 1

APPAREILS ET ACCESSOIRES.

- Autoclave.
- Bain-marie.
- Plan incliné.
- Ouate ordinaire.
- Papier à filtrer Chardin.
- Papier de tournesol.
- Tubes à essai.
- Fioles de Gayon.
- Boîtes de Pétri.
- Capuchons de caoutchouc.

VI. — PRÉPARATION DES MILIEUX DE CULTURE (*Suite*).

1. — PRÉPARATION DE LA GÉLATINE NUTRITIVE (*Suite*).

MODE OPÉRATOIRE.

1. Introduire dans un ballon à fond plat de 1 500^{cc} environ, la gélatine, le sucre, le sel et la glycérine.
2. Ajouter 600^{cc} d'eau environ.
3. Faire dissoudre au bain-marie (solution 1).
4. Faire dissoudre d'autre part l'agar-agar dans 200^{cc} d'eau, en portant à l'ébullition (solution 2).
5. Délayer la peptone dans 150^{cc} d'eau (solution 3).
6. Ceci fait, ajouter les solutions 2 et 3 à la solution 1 ; mélanger.
7. Ajouter quantité suffisante de la solution de soude pour neutraliser le milieu.
8. Délayer un blanc d'œuf dans le mélange.
9. Chauffer à l'autoclave à 120° pendant dix minutes.
10. Filtrer bouillant sur un filtre en papier Chardin.
11. Répartir le milieu dans des vases préalablement stérilisés, à la dose de
    - Tubes à essai.. 10^{cc}
    - Fioles de Gayon. 30 à 40^{cc}
    - Boîtes de Pétri. Q.S. pour couvrir le fond.
12. Stériliser à l'autoclave à 120° pendant vingt minutes.
13. Faire refroidir une certaine quantité de tubes dans la position inclinée.
14. Conserver pour l'usage en couvrant la bourre d'ouate des flacons, au moyen de capuchons en caoutchouc.

VI. — PRÉPARATION DES MILIEUX DE CULTURE (*Suite*).

2. — PRÉPARATION DE LA GÉLOSE.

PRODUITS NÉCESSAIRES.	Agar-agar	20 gr.
	Glycérine	15 gr.
	Peptone	10 gr.
	Sel marin	10 gr.
	Solution de soude à 1 p. 10	Q. S.
	Eau filtrée	Q. S. pour 1000^{cc}

APPAREILS ET ACCESSOIRES.

- Autoclave.
- Plan incliné.
- Ouate ordinaire.
- Papier à filtrer Chardin.
- Papier de tournesol.
- Tubes à essai.
- Capuchons de caoutchouc.

MODE OPÉRATOIRE.

1. Dissoudre à l'ébullition, l'agar, la peptone, le sel marin, dans la quantité d'eau et de glycérine prescrite.
2. Alcaliniser légèrement au moyen de la solution de soude.
3. Filtrer à chaud sur un filtre Chardin et répartir le liquide encore chaud dans des tubes à essai stérilisés (10^{cc} de liquide par tube).
4. Stériliser à l'autoclave à 120° pendant vingt minutes.
5. Laisser refroidir les tubes sur un plan incliné.
6. Conserver pour l'usage en recouvrant le bouchon d'ouate par un capuchon en caoutchouc.

VI. — PRÉPARATION DES MILIEUX DE CULTURE (*Suite*).

3. — PRÉPARATION DES TUBES DE POMME DE TERRE.

PRODUITS NÉCESSAIRES. — Pommes de terre très saines. Q. V.

APPAREILS ET ACCESSOIRES.
- Brosse.
- Autoclave.
- Ouate ordinaire.
- Couteau à pomme de terre.
- Tubes de Roux.
- Capuchons de caoutchouc.

MODE OPÉRATOIRE.

1. Brosser avec soin les pommes de terre choisies, sous un courant d'eau pour enlever toute trace de terre.
2. Les essuyer et les éplucher.
3. Au moyen d'un emporte-pièce spécial, couper perpendiculairement au plus petit axe du tubercule.
4. Couper les demi-cylindres obtenus en fragments de 4 centimètres de longueur.
5. Les laver à l'eau distillée.
6. Sécher rapidement entre plusieurs feuilles de papier à filtrer.
7. Introduire avec précaution chaque fragment de pomme de terre dans un tube de Roux préalablement stérilisé.
8. Stériliser à deux reprises par des chauffages à 110° pendant dix minutes dans l'autoclave.
9. Conserver pour l'usage en coiffant le tube avec un capuchon en caoutchouc.

VI. — PRÉPARATION DES MILIEUX DE CULTURE (*Suite*).

4. — PRÉPARATION DU MILIEU D'ELSNER.

PRODUITS NÉCESSAIRES.	Pommes de terre lavées et pelées.......	500 gr.
	Gélatine (marque dorée)...............	150 gr.
	Iodure de potassium..................	20 gr.
	Solution de soude à 1 p. 10............	Q. S.
	Eau filtrée...........................	900^{cc}

APPAREILS ET ACCESSOIRES.

- Autoclave.
- Bain-marie.
- Râpe.
- Filtres Chardin.
- Papier de tournesol.
- Tubes à essai.
- Boîtes de Pétri.

MODE OPÉRATOIRE.

1. Râper les pommes de terre dans la quantité d'eau prescrite. Laisser macérer vingt-quatre heures à l'abri de la lumière.
2. Décanter. Filtrer sur papier Chardin.
3. Dans la moitié du filtratum obtenu faire dissoudre la gélatine en chauffant au bain-marie.
4. Laisser un peu refroidir; ajouter l'autre moitié du filtratum. Chauffer de nouveau au bain-marie pour coaguler l'albumine végétale.
5. Neutraliser une moitié de la liqueur au moyen de la solution de soude.
6. Ajouter l'autre moitié, de façon à obtenir une réaction légèrement acide. Filtrer.
7. Ajouter l'iodure de potassium.
8. Répartir dans les vases stérilisés dans les proportions suivantes :

Tubes à essai..	10^{cc}
Boîtes de Pétri.	Q.S. pour recouvrir le fond.

9. Stériliser à 120° pendant vingt minutes.
10. Laisser refroidir les tubes dans la position inclinée. Conserver pour l'usage.

VI. — PRÉPARATION DES MILIEUX DE CULTURE (*Suite*).

5. — PRÉPARATION DU BOUILLON.

PRODUITS NÉCESSAIRES.

Viande de cheval dégraissée et privée d'aponévroses	2 500 gr.
Sel marin	15 gr.
Peptone	25 gr.
Glycérine	10 gr.
Blanc d'œuf	N° 1.
Eau filtrée	Q. S. pour 5 000 gr.
Solution de soude à 1 p. 10	Q. S.

APPAREILS ET ACCESSOIRES.

Autoclave.
Hachoir.
Presse.
Filtres Chardin.
Matras de Pasteur de 50cc et de 300cc.

MODE OPÉRATOIRE.

1. Hacher la viande; l'introduire dans un vase en verre avec 2 500 gr. d'eau filtrée.
2. Ajouter le sel et laisser macérer au frais douze heures en été (vingt-quatre heures en hiver).
3. Chauffer quatre heures à 100°.
4. Porter à l'autoclave à 120° pendant une heure.
5. Filtrer grossièrement sur une toile.
6. Exprimer le résidu au moyen d'une presse.
7. Chauffer les liquides obtenus au bain-marie. Filtrer au papier Chardin mouillé.
8. Ajouter la glycérine et la peptone. Compléter le volume à 5 litres au moyen d'eau filtrée.
9. Alcaliniser légèrement par la solution de soude.
10. Ajouter un blanc d'œuf. Mélanger et répartir le bouillon dans trois ballons à fond plat.
11. Chauffer à l'autoclave à 110° pendant une demi-heure.
12. Filtrer de nouveau et répartir le liquide de la façon suivante :
    - Matras de 50cc stérilisés..... 10cc
    - Matras de 300cc stérilisés..... 100cc
13. Stériliser à l'autoclave à 120° pendant une demi-heure. Conserver pour l'usage.

VI. — PRÉPARATION DES MILIEUX DE CULTURE (*Suite*).

6. — PRÉPARATION DE LA SOLUTION DE PEPTONE.

PRODUITS NÉCESSAIRES.
- Peptone .... 20 gr.
- Eau filtrée 1000cc

APPAREILS ET ACCESSOIRES.
- Matras de Pasteur de 50cc.
- Autoclave.

MODE OPÉRATOIRE.

1. Faire dissoudre la peptone dans l'eau.
2. Porter à l'autoclave à 120° pendant vingt minutes.
3. Répartir par doses de 10cc et 15cc dans les matras de Pasteur préalablement stérilisés.
4. Stériliser à l'autoclave à 120° pendant une demi-heure.
5. Conserver pour l'usage.

VII. — PRISE D'ÉCHANTILLON ET TRANSPORT

D'une eau à soumettre à l'examen bactériologique.

RÉCIPIENTS A EMPLOYER.

Les récipients seront constitués par des flacons neufs en verre, de 100 à 200^{cc}, bouchés au liège, qu'on stérilisera de la manière suivante :

On enlève les bouchons de liège. On les remplace par des tampons d'ouate. On stérilise au four Pasteur à 200° pendant une demi-heure.

On laisse refroidir, puis on enlève le coton au moyen d'une pince flambée, et on le remplace immédiatement par les bouchons de liège que l'on a stérilisés en les carbonisant légèrement à la flamme d'un bec de Bunsen ou d'une lampe à alcool. On enveloppe ensuite les flacons d'une feuille de papier et on cachète à la cire.

On emploiera aussi de petits tubes scellés stérilisés, dans lesquels un vide partiel aura été fait par l'action de la chaleur.

MODE DE PRÉLÈVEMENT.

Source, Rivière, Réservoir.

Arrivé sur le lieu du prélèvement, débarrasser le flacon de son enveloppe de papier.

Le déboucher et le plonger à quelques centimètres au-dessous de la surface du liquide, le goulot tourné dans le sens opposé au courant.

Une fois rempli, reboucher avec le bouchon de liège qu'on aura toujours tenu au bout des doigts en évitant tout contact avec un objet quelconque.

Pour les tubes scellés, on cassera la pointe dans un récipient contenant l'eau à prélever, et on fermera ensuite à la lampe.

MODE DE PRÉLÈVEMENT (*Suite*).

Pompe, ou Robinet.

Faire couler l'eau à examiner pendant dix à quinze minutes, avant d'opérer le prélèvement, qui s'effectuera en recevant le jet liquide dans un flacon stérilisé bouché au liège, et avec les précautions indiquées précédemment.

Pour les tubes scellés, on opérera comme ci-dessus.

Puits ou réservoirs analogues.

On emploiera un flacon en verre épais, bouché à l'émeri, préalablement stérilisé avec les précautions habituelles. On le lestera au moyen d'un poids quelconque, et on le descendra dans le réservoir au moyen d'une corde fixée au goulot. Une autre cordelette, fixée au bouchon, permettra d'enlever celui-ci au moment opportun, afin de permettre le remplissage du flacon.

Quand cela sera possible, il vaudra mieux employer l'appareil de Miquel (fig. 2).

Fig. 2. — Appareil de Miquel pour prélever les eaux à diverses profondeurs.

VII. — PRISE D'ÉCHANTILLON ET TRANSPORT (*Suite*)

PRÉCAUTION A OBSERVER.

Au moment de la prise d'échantillon, noter : le nom du lieu et de la source, la température de l'eau, la date du prélèvement.

Reproduire ces indications sur une étiquette collée sur le flacon.

MODE DE TRANSPORT.

Les flacons contenant les échantillons seront immédiatement cachetés à la cire, puis enveloppés de papier.

On les introduit alors dans une boîte métallique, dans laquelle ils ne doivent avoir aucun ballottement.

Couvrir le joint du couvercle et de l'étui, au moyen d'une bague de caoutchouc.

Placer les étuis dans une seconde boite métallique, qu'on remplit de glace concassée en gros fragments.

Cette boîte sera elle-même placée dans une caisse en bois remplie de sciure de bois modérément tassée, de façon à entourer complètement la caisse métallique.

Expédier au laboratoire par les moyens les plus rapides.

II. — MARCHE GÉNÉRALE

I. — ENSEMENCEMENT DES MILIEUX.

L'eau étant arrivée au laboratoire, pour chaque échantillon on procédera de la façon suivante :

APPAREILS ET ACCESSOIRES.

- 5 boîtes de Pétri : 2 pour milieu d'Elsner.
- 1 fiole de Gayon.
- 2 matras de Pasteur de 50^{cc}, contenant 10^{cc} de bouillon. — A, B.
- 1 matras de Pasteur de 300^{cc}, contenant 100^{cc} de bouillon. — C.
- 2 matras de Pasteur de 50^{cc}, contenant 15^{cc} de peptone. — *a*, *b*.
- Tubes de gélatine nutritive.
- — milieu d'Elsner.
- — gélose glycérinée.
- — pommes de terre.
- Pipettes stérilisées calibrées, donnant 25 à 40 gouttes au centimètre cube.

  Nota. Étiqueter le tout.
- Lime fine triangulaire.

RÉACTIF. Solution aqueuse de phénol à 5 p. 100.

I. — ENSEMENCEMENT DES MILIEUX (*Suite*).

MODE OPÉRATOIRE.

1. Liquéfier au bain-marie à 37°, trois tubes de gélatine nutritive et le contenu de la fiole de Gayon.
2. Prendre un des tubes scellés contenant l'échantillon d'eau à examiner, et conservé jusque-là dans la glace.
3. Agiter à plusieurs reprises pour répartir également les germes et s'assurer de la fermeture hermétique du tube (sinon, le rejeter).
4. Au moyen de la lime, faire un trait sur le tube un peu au-dessus du niveau du liquide.
5. Le briser en le chauffant au-dessus de la veilleuse d'un bec Bunsen, avec une pince, si cela est nécessaire.
6. Plonger, après l'avoir ouverte avec les précautions habituelles, une pipette stérilisée dans le tube.
7. Aspirer une certaine quantité d'eau (1^{cc} environ).
8. En faire tomber une goutte dans un des tubes de gélatine.
9. Verser ce qui reste de l'eau de la pipette et du tube, dans un des matras de Pasteur.
10. Tourner entre les doigts le tube de gélatine ensemencé, après l'avoir fortement incliné, de façon à obtenir un mélange bien homogène.
11. Flamber l'ouverture du tube et en verser le contenu dans une des boîtes de Pétri, avec les précautions d'usage (n° 1).
12. Coller sur la boîte une étiquette indiquant la provenance de l'eau, le nombre de gouttes et le calibrage de la pipette.

I. — ENSEMENCEMENT DES MILIEUX (*Suite*).

MODE OPÉRATOIRE (*Suite*).

13. Étaler la gélatine sur le fond de la boîte fermée par son couvercle.
14. Le laisser refroidir sur un support métallique bien horizontal et rempli de glace.
15. Procéder de la même manière pour le deuxième tube scellé, au moyen de 3 gouttes dans la deuxième boîte de Pétri (n° 2) et 3 gouttes dans la fiole de Gayon.
16. Ensemencer par le même procédé, au moyen du troisième tube scellé, la troisième boîte de Pétri, avec 4 gouttes de la pipette (n° 3).
17. Le refroidissement obtenu, abandonner à la température ordinaire entre 15° et 20°.
18. Cela fait : verser avec les précautions d'usage 30^{cc} à 40^{cc} de l'eau des fioles dans chacun des deux petits ballons Pasteur, contenant 10^{cc} de bouillon (A et B).
19. Introduire 150^{cc} de l'eau à analyser dans le grand ballon de Pasteur (C).
20. Au moyen d'une burette, introduire dans les flacons B et C une certaine quantité de la solution de phénol, de façon à obtenir une solution à 1 p. 1 000.
21. Maintenir le ballon A à l'étuve à 37° pendant huit jours.
22. Maintenir les ballons B et C, contenant le bouillon phéniqué, à l'étuve à 42° pendant vingt-quatre ou quarante-huit heures.
23. Au bout de ce temps, assurer par agitation ménagée la dissémination des germes dans les ballons B et C.

I. — ENSEMENCEMENT DES MILIEUX (*Suite*).

MODE OPÉRATOIRE (*Suite*).

24. Prélever avec les précautions d'usage, au moyen d'une pipette, 4 à 6 gouttes des ballons B et C, suivant leur richesse approximative en germes.
25. Ensemencer avec ces prélèvements les deux petits matras contenant la peptone (*a* et *b*). Agiter.
26. Liquéfier le contenu de deux tubes d'Elsner au bain-marie à 37°-40°.
27. Prélever 1 ou 2 gouttes de chacune des solutions *a* et *b* et ensemencer un tube d'Elsner avec chacune d'elles.
28. Agiter avec précaution. Verser le contenu des tubes chacun dans une boîte de Pétri (n° 4 et n° 5).
29. Refroidir avec les précautions d'usage, sur une surface parfaitement horizontale.
30. Étiqueter ; abandonner à la température ordinaire.
31. Maintenir les deux ballons de peptone *a* et *b* dans l'étuve à 42° pendant huit jours.

II. — NUMÉRATION DES GERMES AÉROBIES.

Examen de la fiole de Gayon et des boîtes de Pétri nos 1, 2, 3.

APPAREILS ET ACCESSOIRES.
- Loupe.
- Glace quadrillée.

MODE OPÉRATOIRE.

1. Au bout de vingt-quatre à quarante-huit heures, les colonies apparaissent d'abord sous forme de points s'agrandissant progressivement; quand on ne remarque plus, au bout d'un certain temps, l'apparition de colonies nouvelles, on note le nombre de jours d'incubation.
2. Placer à tour de rôle les cristallisoirs et la fiole de Gayon au-dessus d'une glace quadrillée et compter les colonies à l'aide d'une loupe. (Ne tenir compte des colonies formées par les mucédinées, qu'autant que leur présence sera constatée dans la fiole de Gayon.)
3. Quand le dénombrement des trois boîtes de Pétri et de la fiole de Gayon est terminé, additionner les résultats.
4. Prendre la moyenne des quatre observations.

CALCUL.

Soit x le nombre moyen des colonies correspondant d'après l'ensemencement à $1 + 3 + 3 + 6 = 13$ gouttes d'une pipette.

Soit y le nombre de gouttes de la pipette correspondant à 1 centimètre cube.

On aura :

$$\frac{x \times y}{13} = N, \text{ nombre de colonies pour } 1^{cc}.$$

III. — DÉTERMINATION DES GERMES AÉROBIES.

1. Examiner chaque colonie à la loupe et noter :
   - 1. Aspect......
     - Lisse.
     - Gaufré.
     - Rayonné.
     - Granuleux.
     - Présentant des zones concentriques (moisissures).
   - 2. Couleur.
   - 3. Liquéfaction.
     - Absence.
     - Intensité.

2. Les principaux germes se rencontrant dans l'eau, se détermineront grossièrement de la manière suivante :

- I. COLONIES PRÉSENTANT DES ONES CONCENTRIQUES PEU OU PAS LIQUÉFIANTES(MUCÉDINÉES).
  - Aspergillus niger.
  - Mucor mucedo.
  - Penicillium glaucum.
  - Mucor racemosus.
- II. SACCHAROMYCÈTES NON LIQUÉFIANTS.
  - Levure hexagonale rose.
  - Levure blanche.

III. — DÉTERMINATION DES GERMES AÉROBIES (*Suite*).

III. COLONIES CHROMOGÈNES (BACTÉRIACÉES).	Liquéfiantes.	Rouge ou rougeâtre.	*Micrococcus prodigiosus.*
			Micrococcus fuscus.
		Jaune ou doré, ou orangé.	Micrococcus luteus (c. jaune d'or).
			Micrococcus pyogenes aureus.
			B. ochraceus (c. jaune d'or).
			B. flavus liquefaciens (c. jaune).
		Vert.	B. aerophilus (c. verte).
			B. fluorescens liquefaciens (zone vert fluorescent).
			B. pyocyaneus.
		Violet.	*B. violaceus* (c. violette).
	Non liquéfiantes.	Rouge ou rougeâtre.	M. cinnabarreus (c. rouge).
			M. ruber (c. rouge).
			B. cinnabarreus (c. rouge).
		Jaune ou doré, ou orangé.	M. aurantiacus (c. rose orangé).
			M. luteus (c. jaune).
			M. citreus (c. jaune).
			B. luteus (c. jaune).
			B. aureus (c. jaune de chrome).
		Vert ou verdâtre.	M. versicolor (c. vert irisé).
			B. erythrosporus (c. verdâtre, voile rosé sur bouillon).
			B. fluorescens putridus (zone marginale verte).
		Violet.	M. violaceus.
			B. violaceus.

III. — DÉTERMINATION DES GERMES AÉROBIES (*Suite*).

IV. COLONIES NON CHROMOGÈNES (BACTÉRIACÉES).

Liquéfiantes.

- M. aerogenes.
- *M. radiatus.*
- *Staphylococcus albus.*
- B. aquatilis.
- B. liquefaciens.
- B. mesentericus vulgatus.
- B. *mycoïdes.*
- B. *putrificus coli.*
- B. subtilis.
- B. termo.
- *B. proteus vulgaris* et *mirabilis.*
- B. putrides.

Non liquéfiantes.

- M. aquatilis.
- M. candicans.
- M. ureæ (c. goutte de bougie).
- B. albus.
- *B. coli.*
- B. fluorescens longus.
- *B. typhicus.*
- B. ubiquitus.

OBSERVATION.

Parmi ces bactériacées, un certain nombre ont été reconnues dangereuses, soit par leur virulence propre, soit parce que leur présence doit faire suspecter la pureté de l'eau qui les contient.

Nous examinerons ces espèces seules, en donnant les caractères qui permettent de les différencier en employant les méthodes et les précautions indiquées (p. 9).

IV. — CARACTÈRES DU MICROCOCCUS OU BACILLUS PRODIGIOSUS.

CARACTÈRES MICROSCOPIQUES.

- **Forme.**
  - Sphérique.
  - Ovale.
  - Courts bâtonnets.
- **Dimensions.** 0,5 μ à 1 μ de diamètre.
- **Motilité.**
  - Dans les liquides : très nette.
  - Sur les milieux solides : nulle.
- **Spores.** Jamais de spores.

MÉTHODE DE COLORATION.

- Colorants ordinaires : bonne, quoique faible.
- Méthode de Gram : *se décolore.*

CARACTÈRES DES DIVERSES CULTURES.

- **Bouillon.**
  - Aspect : rapidement trouble.
  - Coloration : rosée (surtout à la partie supérieure).
  - Consistance : un peu visqueuse (cultures vieilles.
- **Gélatine.**
  - En plaques.
    - En vingt-quatre heures à 20° : colonies arrondies granuleuses, grisâtres, qui à la surface s'étalent en peu de temps en un disque de couleur rosée.
    - La gélatine est liquéfiée.
    - Le liquide a une teinte rosée.
    - Si la gélatine sèche, il se forme un bouton rouge foncé au fond d'une dépression.

IV. — CARACTÈRES DU MICROCOCCUS OU BACILLUS PRODIGIOSUS (*Suite*).

CARACTÈRES DES DIVERSES CULTURES (*Suite*).	Gélatine (*Suite*).	En piqûres.	En douze heures, la liquéfaction est très nette. Au bout de vingt-quatre heures, la gélatine liquéfiée est trouble. Au fond de l'entonnoir, se trouve une masse floconneuse rouge-sang. Au bout de quelques jours, tout est liquéfié, le liquide est trouble. Au fond du tube, sédiment rouge foncé. Liquide coloré en rose rouge (surtout partie supérieure).
	Gélose.	En stries.	Larges bandes rosées devenant rouge-sang en vieillissant (souvent reflets métalliques). Surface glaireuse.
	Pomme de terre.		En vingt-quatre heures, végétation abondante. Couche blanc rosé; puis pellicule muqueuse épaisse colorée en rouge-sang (parfois reflets métalliques).
	Lait.		Coagule la caséine.

V. — CARACTÈRES DU MICROCOCCUS PYOGENES AUREUS.

CARACTÈRES MICROSCOPIQUES.	**Forme.**	Coccus sphériques isolés. Ou diplocoques rarement en chaînes irrégulières. Plus souvent en amas, semblables à des grappes de raisins.
	Dimensions.	0,6 μ à 1,2 μ de diamètre.
MÉTHODES DE COLORATION.		Colorants ordinaires : bonne coloration. Méthode de Gram : *ne se décolore pas.*

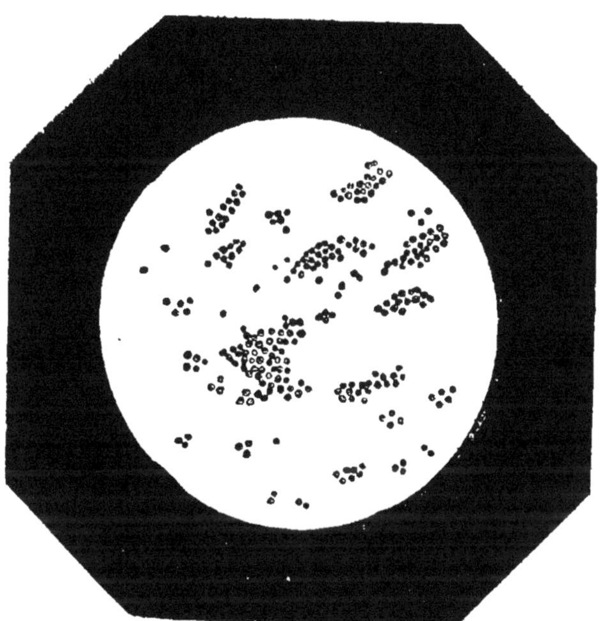

Fig. 3. — *Micrococcus pyogenes aureus*, d'une culture sur gélose.

V. — CARACTÈRES DU MICROCOCCUS PYOGENES AUREUS (*Suite*).

CARACTÈRES DES DIVERSES CULTURES.

- **Bouillon.**
  - Aspect : trouble très rapidement à 30° (reste toujours trouble).
  - Dépôt : peu abondant, blanc, puis jaunâtre.
- **Gélatine.**
  - En plaques.
    - En deux jours, à 20° : petites colonies rondes, grisâtres, brun jaune clair à un faible grossissement.
    - Après quatre à cinq jours : centre foncé et zone annulaire trouble de gélatine liquéfiée, parfois légèrement jaunâtre.
    - Au bout de quarante-huit heures : odeur de lait aigri.
  - En piqûres.
    - Après vingt-quatre heures à 20° : le canal de la piqûre est rempli par une masse granuleuse jaunâtre (presque rien à la surface).
    - Au bout de trois à cinq jours, la capsule de liquéfaction grandit et atteint les bords du tube. Liquide laiteux, blanc jaunâtre.

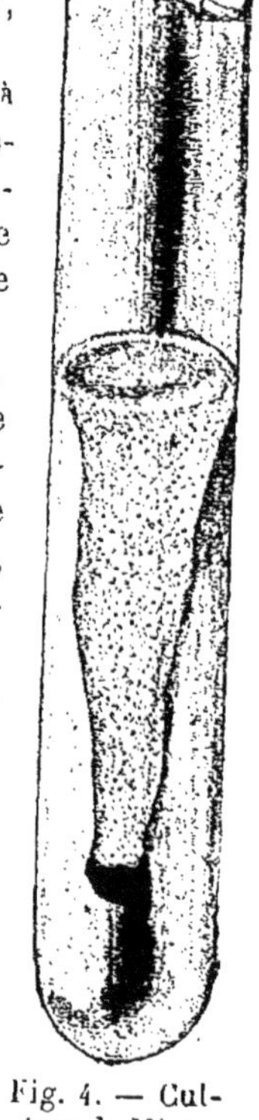

Fig. 4. — Culture de *Micrococcus pyogenes aureus* sur gélatine en piqûre profonde.

V. — CARACTÈRES DU MICROCOCCUS PYOGENES AUREUS (*Suite*).

CARACTÈRES DES DIVERSES CULTURES (*Suite*).	**Gélose.**	**En stries.**	Bande mince et lisse. Coloration *jaune orangé.* Au bout de quelques semaines : culture épaisse, grumeleuse, jaune orangé brillant, bords ondulés blanchâtres.
	Pomme de terre.		Couche épaisse jaune d'or ou jaune orangé.
	Lait.		Coagule la caséine.

VI. — CARACTÈRES DU BACILLUS FLUORESCENS LIQUEFACIENS.

CARACTÈRES MICROSCOPIQUES.	**Forme.**	Bâtonnets courts, extrémités arrondies quelquefois en crosse, ou spiralés.
	Dimensions.	1,5 μ à 3,2 μ de long. 0,4 μ de largeur.
	Spores.	Ne semble pas produire de spores.
MÉTHODES DE COLORATION.		Colorants ordinaires : bonne coloration. Méthode de Gram : *se décolore irrégulièrement.*
ARACTÈRES DES DIVERSES CULTURES.	**Bouillon.**	Au bout de douze heures : trouble, très léger voile blanc (manque souvent), léger dépôt au fond du vase. Après vingt-quatre ou quarante-huit heures : liquide trouble, fluorescent, jaune par transmission, vert clair par réflexion. (La coloration est plus nette avec les peptones pepsiques.)
	Gélatine. En plaques.	En quarante-huit heures : en général, petites colonies circulaires grises, zone annulaire de liquéfaction. Vers le cinquième jour, masse liquéfiée de 4 à 5 millimètres de diamètre, petits amas blanchâtres, floconneux, égaux. La gelée environnante est teinte en vert clair.

VI. — CARACTÈRES DU BACILLUS FLUORESCENS LIQUEFACIENS (*Suite*).

CARACTÈRES DES DIVERSES CULTURES (*Suite*).	**Gélatine** (*Suite*).	En piqûres.	En vingt-quatre heures : cupule de liquéfaction à la surface, trouble blanchâtre dans le canal. Au bout de quelques jours : le canal de liquéfaction atteint le fond du tube. Le liquide est coloré en vert à la partie supérieure. Au fond, épais sédiment blanchâtre.
	Gélose.	En stries.	Colonie gris jaunâtre, visqueuse. Souvent très épaisse. Gelée souvent colorée en vert à la partie supérieure.
	Pomme de terre.		Couche jaune sale luisante, peu épaisse.
	Lait.		Produit un coagulum visqueux. Réaction alcaline.

VII. — CARACTÈRES DU BACILLUS PYOCYANEUS.

CARACTÈRES MICROSCOPIQUES.	**Forme.**	Bâtonnets courts réunis en chaînes par deux ou trois. Parfois petites masses.
	Dimensions.	1 μ à 1,5 μ de long; 0,5 μ à 0,6 μ de large.
	Motilité.	Très mobile.
MÉTHODES DE COLORATION.		Colorants ordinaires : bonne coloration. Méthode de Gram : *se décolore*.
CARACTÈRES DES DIVERSES CULTURES.	**Bouillon.**	Au bout de vingt-quatre heures : trouble avec teinte verdâtre. Vers le troisième jour : à la surface, membrane blanche finement chagrinée, sèche et cassante. Liquide vert sale. Sédiment : blanc, peu abondant. (Quand le bouillon est incolore, coloration bleue.)
	Gélatine. En plaques.	Après quarante-huit heures petites colonies à centre jaune avec un anneau strié un peu granuleux. La gélatine se liquéfie progressivement en prenant une teinte verdâtre.

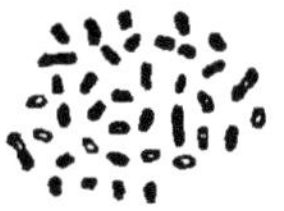

Fig. 5. — Formes normales dans le bouillon de bœuf.

VII. — CARACTÈRES DU BACILLUS PYOCYANEUS (*Suite*).

CARACTÈRES DES DIVERSES CULTURES (*Suite*).	Gélatine (*Suite*).	En piqûres.	Au troisième jour : cupule de liquéfaction entourée d'une zone vert clair. Au bout de huit jours, la cupule atteint les fonds du tube. La gelée est colorée en vert sur une profondeur de un centimètre environ.
	Gélose.	En stries.	Couche muqueuse, mal délimitée, grisâtre, demi-transparente avec reflets nacrés au bout de quelques jours. Fluorescence verte à la partie supérieure de la gelée. Dans les vieilles cultures, aspect d'écailles de poisson nacrées. Gelée vert noirâtre.
	Pomme de terre.		Couche muqueuse brunâtre, à reflets nacrés au bout de quelques jours.
	Lait.		Coagule la caséine; puis la redissout. Le milieu est alcalin ; il se dégage de l'ammoniaque.

VIII. — CARACTÈRES DU BACILLUS VIOLACEUS.

CARACTÈRES MICROSCOPIQUES.	Forme.	Bâtonnets courts. Extrémité arrondie.
	Dimensions.	2 à 3 μ de longueur; 0,4 à 0,5 μ de largeur.
	Motilité.	Très peu mobile. Immobile.
	Spores.	Arrondies ou elliptiques, de même longueur que les bâtonnets (dans les cultures vieilles).
MÉTHODES DE COLORATION.		Colorants ordinaires : bonne.

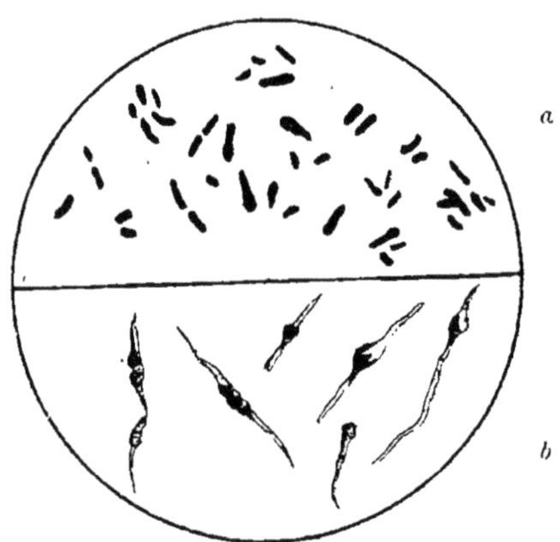

Fig. 6. — *Bacillus violaceus*. Grossissement 1000/1. — *a*, culture jeune sur gélose. Formes normales. — *b*, culture vieille en bouillon. Formes d'involution.

VIII. — CARACTÈRES DU BACILLUS VIOLACEUS (*Suite*).

CARACTÈRES DES DIVERSES CULTURES.		
Bouillon.		Même développement que dans la gélatine liquéfiée.
Gélatine.	En plaques.	Taches hyalines à bords sinueux; surface ondulée; centre surbaissé, opalescent, jaunâtre. Liquéfaction rapide. Sur le liquide, pellicule épaisse très visqueuse, colorée en violet par zones concentriques (cultures vieilles).
	En piqûres.	Liquéfaction rapide. Liquide trouble avec pellicule blanche à la surface (colorée en violet dans les cultures vieilles). Sédiment épais, blanchâtre.
Gélose.	En stries.	En quarante-huit heures, tache blanche avec pellicule épaisse ou plissée, devenant rapidement *violet noir*. Odeur de beurre rance.
Pomme de terre.		Culture visqueuse, peu épaisse. Brunit et devient violette aux points d'ensemencement.

IX. — CARACTÈRES DU BACILLUS FLUORESCENS PUTRIDUS.

CARACTÈRES MICROSCOPIQUES.	**Forme.**	Bâtonnets courts. Extrémités arrondies.
	Dimensions.	2 μ à 2,2 μ de longueur; 0,4 μ à 0,5 μ de largeur.
	Motilité.	Mobiles, mais sans grands mouvements.
MÉTHODES DE COLORATION.		Colorants ordinaires : bonne. Méthode de Gram : *reste coloré.*

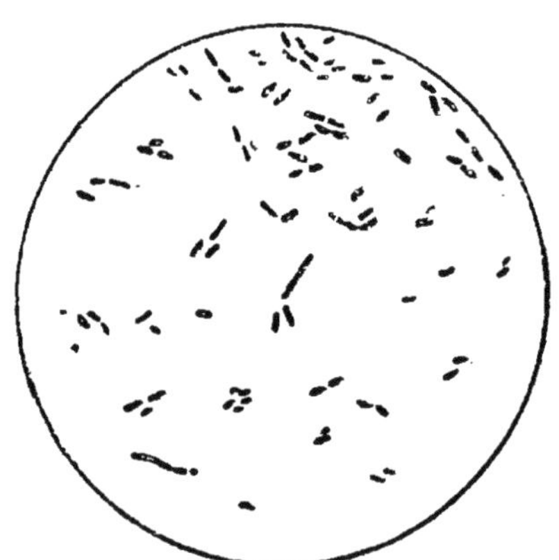

Fig. 7. — *Bacillus fluorescens putridus.* Culture en bouillon. Grossissement 800/1.

IX. — CARACTÈRES DU BACILLUS FLUORESCENS PUTRIDUS (*Suite*).

CARACTÈRES DES DIVERSES CULTURES.	Bouillon.		En vingt-quatre heures à 20° : trouble. Au bout de trois à quatre jours : voile incomplet, se déchirant. Dépôt blanchâtre très abondant. Fluorescence verdâtre.
	Gélatine.	En plaques.	Petits disques transparents un peu jaunâtres. Ne liquéfie pas la gélatine. Au bout de quelques jours, mince pellicule hyaline à bords très sinueux et tourmentés. Coloration verte. Odeur urineuse.
		En piqûres.	Culture incolore presque transparente. Ne liquéfie pas la gélatine. Bords de la culture lobés (aspect d'une feuille de fougère). Coloration verte, parfois brunâtre.
	Gélose.	En stries.	Couche muqueuse grisâtre, pâteuse. Le milieu est coloré en vert.
	Pomme de terre.		Mince glaçure incolore; légèrement gluante. Devient rosée ou brunâtre, luisante, à aspect vernissé. Souvent production de bulles gazeuses.

X. — CARACTÈRES DU MICROCOCCUS PYOGENES ALBUS.

CARACTÈRES MICROSCOPIQUES.	**Forme.**		Coccus sphériques, isolés ou en diplocoques. Souvent en amas mûriformes.
	Dimensions.		0,6 μ à 1,3 μ de diamètre.
MÉTHODES DE COLORATION.			Colorants ordinaires : bonne coloration. Méthode de Gram : *ne se décolore pas.*
CARACTÈRES DES S CULTURES.	**Bouillon.**		Aspect : trouble très rapidement à 30°. Dépôt : blanchâtre peu abondant.
	Gélatine.	En plaques.	A 20° : petites colonies rondes, blanchâtres; la gélatine liquéfiée est laiteuse, jamais jaune.
		En piqûres.	Au bout de quatre à cinq jours, la gélatine liquéfiée est blanche, laiteuse. Sédiment blanc épais.
	Gélose.	En stries.	A 35° : taches blanches confluant en une large couche blanc mat, grisâtre, quelquefois irisée. La culture est très visqueuse.
	Pomme de terre.		Membrane blanche sèche et très mince.

Fig. 8. — Culture sur gélatine après simple piqûre superficielle.

XI. — CARACTÈRES DU PROTEUS VULGARIS.

CARACTÈRES MICROSCOPIQUES.

Forme.

Bâtonnets isolés ou réunis par deux, avec cils.

Filaments, longs, droits ou courbés, en spirilles ou bouclés.

Filaments avec renflements sphériques ou ovoïdes.

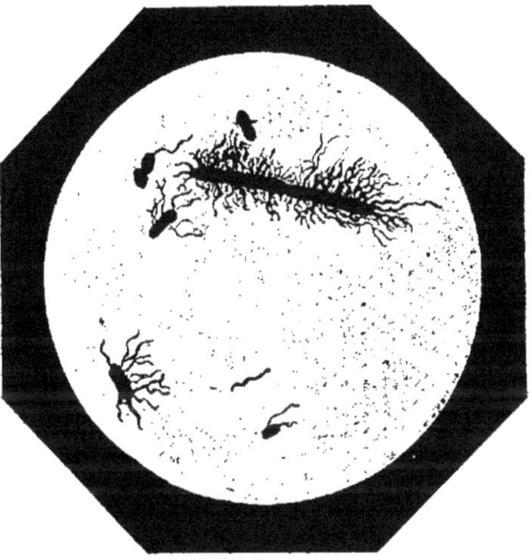

Fig. 9. — *Proteus vulgaris*, avec cils vibratiles.

Dimensions.

Bâtonnets : 1,25 μ de longueur; 0,6 μ de largeur.

Filaments : atteignant jusqu'à 80 μ de longueur.

Filaments avec renflement : jusqu'à 1,6 μ de diamètre.

Motilité. Très nette.

XI. — CARACTÈRES DU PROTEUS VULGARIS (*Suite*).

MÉTHODE DE COLORATION.

Colorants ordinaires : bonne.

Méthode de Gram : *reste coloré* (surtout les cultures jeunes).

CARACTÈRES DES DIVERSES CULTURES.

Bouillon. — Végétation abondante. Pas de voile à la surface.

Dégagement de gaz à odeur putride.

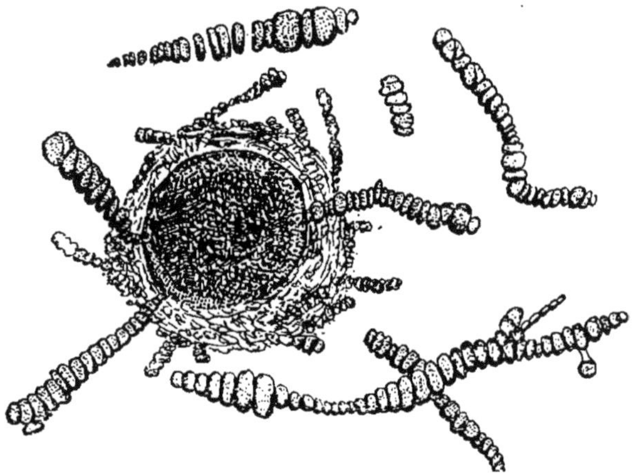

Fig. 10. — Colonie de *Bacillus (Proteus) vulgaris*, sur plaque de gélatine.

Gélatine. — En plaques. — En vingt-quatre heures à 20° : petites colonies rondes, jaunâtres, presque transparentes.

La périphérie prend peu à peu un aspect irrégulier et émet des prolongements sinueux, tortueux, en chapelet.

La liquéfaction est rapide.

XI. — CARACTÈRES DU PROTEUS VULGARIS (*Suite*).

CARACTÈRES DES DIVERSES CULTURES (*Suite*).	**Gélatine** (*Suite*).	En piqûres.	Liquéfaction rapide. Liquide trouble avec un léger sédiment blanchâtre. Réaction alcaline. Dégagement de gaz à odeur putride.
	Gélose.	En stries.	Couche muqueuse sur toute la surface libre, d'une couleur gris blanchâtre. Aspect humide.
	Pomme de terre.		Développement peu abondant. Sur la strie, petite bande blanc jaunâtre.
	Lait.		Coagule au bout de vingt-quatre heures. Le coagulum se redissout peu à peu en donnant un liquide jaunâtre. Réaction alcaline. Odeur putride.

XII. — RECHERCHE DU B. COLI ET DU B. TYPHIQUE.

EXAMEN DES CULTURES EN MILIEU D'ELSNER.

MODE OPÉRATOIRE.

1. Les plaques d'Elsner seront susceptibles d'être examinées après huit jours.
2. Examiner avec l'objectif 0 du microscope (ne pas se préoccuper des colonies liquéfiantes).
3. Quand on soupçonne, à l'aspect de la colonie, être en présence du B. typhique ou du B. coli, ensemencer un tube de peptone.

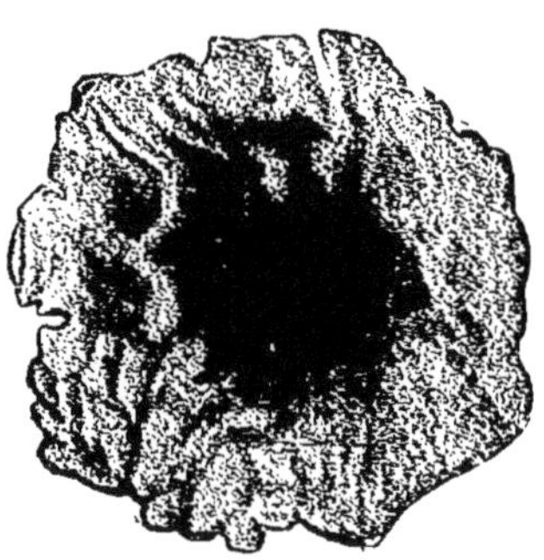

Fig. 11. — Aspect d'une colonie du Bacille typhique en culture sur plaque, après cinq jours. D'après une photographie 60/1.

4. Laisser quatre jours à l'étuve et procéder à la recherche de l'indol comme il est dit page 63.
5. La réaction de l'indol étant positive :
6. Prélever, avec les précautions d'usage, un petit fragment de la culture isolée sur milieu d'Elsner.
7. Ensemencer successivement de la façon suivante :
   En stries sur milieu d'Elsner (*a*).
8. En stries sur gélose glycérinée (*b*).

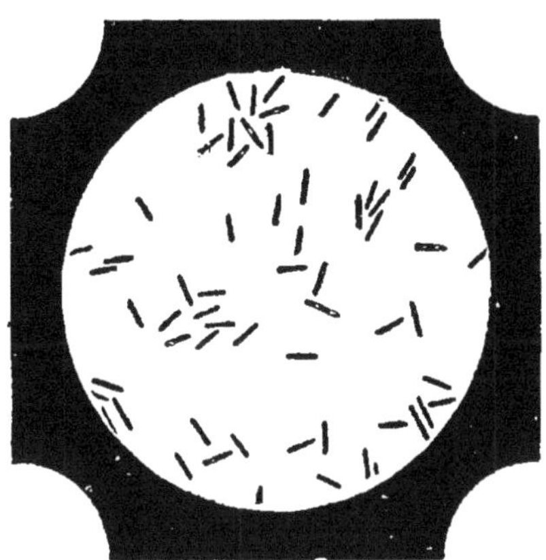

Fig. 12. — *Bacterium coli*, culture en bouillon. Thionine phéniquée (Reich., obj. 1/12 imm., Oc. II).

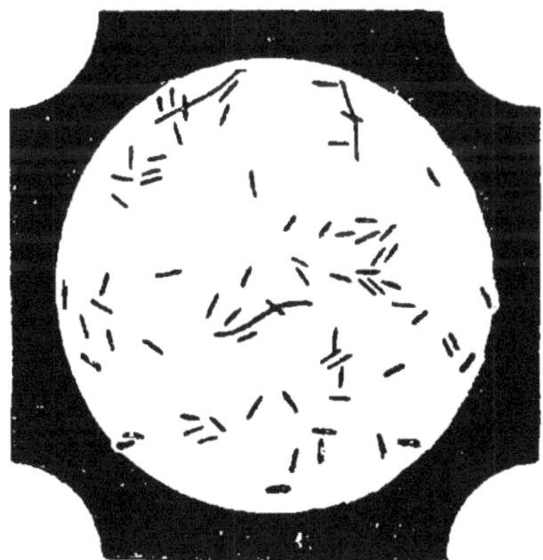

Fig. 13. — Bacille typhique, culture en bouillon. Thionine phéniquée (Reich., obj. 1/12 imm., Oc. II).

XII. — RECHERCHE DU B. COLI ET DU B. TYPHIQUE (*Suite*).

EXAMEN DES CULTURES EN MILIEU D'ELSNER (*Suite*).

MODE OPÉRATOIRE.

9. En stries sur pomme de terre (*c*).
10. En piqûre sur gélatine sucrée (*d*).
11. Ensemencer du lait (*e*).
12. Ensemencer de la solution de peptone (*f*).
13. Porter le tout à l'étuve à 36°.
14. Au bout de vingt-quatre heures, faire le sérodiagnostic de Widal au moyen de la culture en peptone (*f*), comme il est décrit page 60.

XII. — RECHERCHE DU B. COLI ET DU B. TYPHIQUE (*Suite*).

RECHERCHE DE L'INDOL.

RÉACTIFS.
- Acide sulfurique pur.
- Alcool amylique pur.
- Solution de nitrite de soude à 2 p. 1 000.

MODE OPÉRATOIRE.

1. Verser avec précaution 5^{cc} environ de la culture à examiner dans un tube à essai.
2. Ajouter 4 gouttes de la solution de nitrite de soude.
3. Ajouter 4 gouttes d'acide sulfurique pur.
4. Porter à l'ébullition quelques instants.
5. Laisser refroidir.
6. Ajouter 1^{cc} d'alcool amylique. Mélanger en agitant doucement pour ne pas émulsionner.
7. Laisser reposer ; l'alcool se colore :
   - En rose......... *Indol.*
   - Pas de coloration. Néant.
8. Comparer la teinte obtenue avec celle de la culture elle-même.

XII. — RECHERCHE DU B. COLI ET DU B. TYPHIQUE
(*Suite*).

SÉRO-DIAGNOSTIC DE WIDAL.

RÉACTIFS. — Sérum de cheval immunisé contre le B. typhique, ou sérum de convalescent de fièvre typhoïde.

MODE OPÉRATOIRE.

1. Introduire dans un verre de montre un centimètre cube environ de la culture *f*.
2. Contrôler au moyen du microscope, en examinant une goutte de liquide, qu'il n'y a pas dans la culture de fausses agglutinations.
3. Ajouter 3 gouttes de sérum de cheval immunisé ou 3 gouttes de sérum de convalescent de fièvre typhoïde.
4. Agiter pour bien mélanger. Couvrir et abandonner au repos pendant une heure ou deux.
5. Le bouillon s'éclaircit : il se forme au fond du vase des masses granuleuses .... } *B. typhique.*

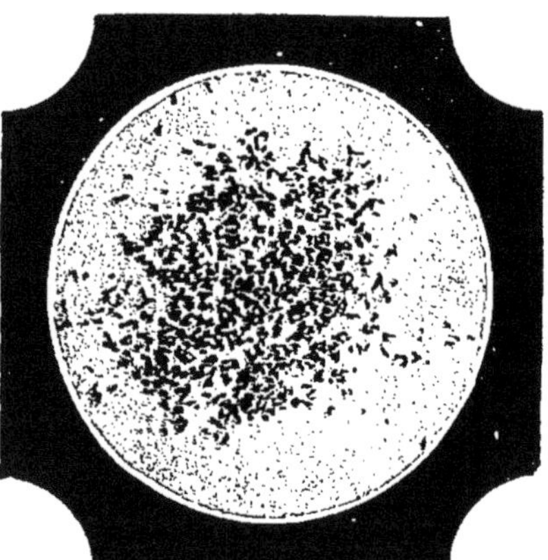

Fig. 14. — Séro-diagnostic de la fièvre typhoïde. Procédé de J.-H. Guillemin (1). Grossissement : 700/1.

(1) Cliché de M. Ch. Besset, de La Rochelle.

XII. — RECHERCHE DU B. COLI ET DU B. TYPHIQUE
(*Suite*).

EXPÉRIMENTATION PHYSIOLOGIQUE.

OBSERVATION. Pour cette expérimentation, on emploiera la culture en *bouillon non phéniqué* après *huit jours* à l'étuve à 37°.

MODE OPÉRATOIRE.

1. Peser un cobaye, sain et n'ayant jamais servi à des expérimentations. En noter le poids.
2. Prendre sa température rectale.
3. Pratiquer, avec les soins et précautions indiquées, une injection péritonéale avec le bouillon de culture.
4. En injecter 0cc,3 à 0cc,5 p. 100 du poids de l'animal.
5. L'injection pratiquée, prendre la température rectale après quinze minutes.
6. Puis après une demi-heure.
7. Puis d'heure en heure jusqu'à la sixième heure.
8. Peser matin et soir le cobaye et prendre sa température pendant huit jours si l'animal semble rétabli; sinon, continuer dans le cas contraire.
9. Quel que soit le résultat obtenu, *recommencer la même expérience avec les cultures en peptones provenant du bouillon phéniqué.*

XII. — RECHERCHE DU B. COLI ET DU B. TYPHIQUE (*Suite*).

EXPÉRIMENTATION PHYSIOLOGIQUE (*Suite*).

APPRÉCIATION DES RÉSULTATS.

- **L'animal succombe.**
  1. Pratiquer immédiatement l'autopsie.
  2. Noter avec soin les lésions produites.
  3. Ensemencer des bouillons et autres milieux de culture avec :
     1. Sang du cœur.
     2. Foie.
     3. Rate.
     4. Bil .
     5. Exsudats :
        - Péritonéal.
        - Pleural.
        - Péricardique.
- **L'animal ne meurt pas.** Noter avec soin
  - Les oscillations de température.
  - Les abcès.
  - La diarrhée.
  - Abattement ou hyperexcitation.

REMARQUE. Par la méthode des ensemencements au moyen des divers liquides et tissus de l'organisme, on pourra retrouver et déterminer ....

- Staphylococcus aureus.
- — albus.
- Streptocoque pyogène.
- Micrococcus tetragenus.
- Pneumocoque.
- B. pyogenes fœtidus.
- Colibacille.
- B. pyocyanique
- B. charbonneux
- V. septique.
- *Rarement* le B. typhique.

XII. — RECHERCHE DU B. COLI ET DU B. TYPHIQUE (*Suite*).

CARACTÈRES PERMETTANT LA DIFFÉRENCIATION.

	Milieu	Bacille	Caractère
1.	BOUILLON LACTOSÉ CARBONATÉ A 37°.	**B. coli.**	Dégagement de bulles de gaz abondantes (12ᵉ à 36ᵉ heure)?
		B. typhique.	Pas de dégagement de gaz.
2.	GÉLATINE LACTOSÉE AU TOURNESOL (EN STRIES).	**B. coli.**	Virage du bleu au rouge, puis à la teinte pelure d'oignon le long de la strie?
		B. typhique.	Pas de virage.
3.	LAIT.	**B. coli.**	Coagulation en vingt-quatre à trente-six heures.
		B. typhique.	Pas de coagulation.
4.	EAU PEPTONISÉE.	**B. coli.**	Production d'indol.
		B. typhique.	Pas d'indol.
5.	EXAMEN DES CILS.	**B. coli.**	Cils peu nombreux (3 à 4), assez courts.
		B. typhique.	Cils nombreux (8 à 10), longs, onduleux.

XII. — RECHERCHE DU B. COLI ET DU B. TYPHIQUE (*Suite*).

CARACTÈRES PERMETTANT LA DIFFÉRENCIATION (*Suite*).

6	SÉRO-DIAGNOSTIC DE WIDAL.	**B. coli.**	Pas d'agglutination.
		B. typhique.	Agglutination nette (exceptions possibles).
7	INOCULATION AU COBAYE.	**B. coli.**	Résultats très variables, suivant la virulence du microbe.
		B. typhique.	Résultats variables, suivant la virulence du microorganisme.
8	EXAMEN DU SÉRUM DU COBAYE INOCULÉ.	**B. coli.**	Sérum n'agglutinant pas le B. typhique légitime à 1/40.
		B. typhique.	Sérum agglutinant le B. typhique légitime à 1/40 (rares exceptions possibles).

III. — CARACTÈRES D'UNE EAU POTABLE

Pour conclure que l'échantillon de l'eau qu'on a eu à examiner est potable, il faut :

1° Que les résultats fournis par l'analyse chimique de cette eau soient bons (1).

2° Que le nombre de bactéries trouvé par centimètres cubes ne soit pas supérieur aux moyennes suivantes :

	Nombre trouvé par cent. cube.	
	Miquel.	Macé.
Eau excessivement pure.	0-10	»
— très pure..........	10-100	0-20
— très bonne........	»	20-100
— bonne.............	»	100-200
— pure.............	100-1 000	»
— médiocre.........	1 000-10 000	200-500
— mauvaise.........	»	500-1 000
— très mauvaise.....	»	1 000-10 000
— impure...........	10 000-1 000 000	»

Nota. — Si, dans une eau classée même comme très pure, il se rencontre un ou deux germes pathogènes, *cette eau est à rejeter.*

(1) Voyez P. Goupil, *Tableaux synoptiques pour l'analyse de l'eau* (*analyse chimique*).

3° Que parmi les colonies obtenues sur les plaques de Pétri, il n'y en ait aucune qui soit produite par des bactéries pathogènes.

4° Que la recherche directe du *Bacille Coli* et du *Bacille typhique* ait été négative.

5° Que les inoculations des cultures aux animaux n'aient donné aucun résultat.

RE-MARQUE. Les recherches bactériologiques concernant l'examen de l'eau exigeant souvent de nombreux documents pour conclure sûrement à la présence de telle ou telle forme microbienne, nous renverrons le lecteur aux traités spéciaux de :

E. Macé, *Traité pratique de bactériologie*, 4e édition, 1900; G. Roux, *Précis d'Analyse microbiologique des eaux*; A. Besson, *Technique microbiologique et sérothérapique*, 1902.

TABLE DES MATIÈRES

3389-01. — Corbeil. Imprimerie Éd. Crété.

Tableaux synoptiques d'Analyses

Le chimiste et le pharmacien qui font une analyse n'ont pas le temps de lire de longues descriptions : la collection de *Tableaux synoptiques* leur rendra les plus grands services et est appelée à devenir le vade-mecum de tous les laboratoires.

Dix volumes ont déjà paru :

Tableaux synoptiques pour l'Analyse des Engrais et des Amendements, par P. GOUPIL, pharmacien de 1re classe. 1 vol. in-16 carré de 80 pages, avec figures, cartonné........... **1 fr. 50**

Généralités, solutions et réactifs, appareils, méthodes d'analyses, etc. Analyses spéciales : azote nitrique, azote ammoniacal, azote organique, acide phosphorique, potasse, humidité, sulfate d'ammoniaque, azotate de potasse, chlorure de potassium, sulfate de potasse, guano, sang desséché, corne, chair desséchée, engrais commerciaux composés, fumier, purin, poudrette, vidanges, vinasses, eaux d'égout, chaux, calcaires, marnes, plâtre.

Tableaux synoptiques pour l'Analyse des Vins, de la Bière, du Cidre et du Vinaigre, par P. GOUPIL, pharmacien de 1re classe. 1 vol. in-16 de 80 pages, avec 10 figures, cartonné....... **1 fr. 50**

Vin : Dosages et recherches. Éléments normaux. Densité. Acidité. Extrait sec à 100°. Alcool. Glycérine. Sulfate de potasse. Bitartrate de potasse. Sucre. Tannin. Cendres. Chlorures. Phosphates. Acide carbonique. Acide succinique. Falsifications et altérations. Vinage. Acides minéraux libres. Acide sulfureux. Sulfites. Acide borique. Borax. Acide salicylique. Abrastol. Saccharine. Alun. Plomb. Cuivre. Colorants minéraux. Colorants végétaux Maladies des vins. — *Bière :* Éléments normaux. Densité. Acidité. Extrait sec à 100°. Alcool. Glycérine. Sucre réducteur (maltose). Acide carbonique. Cendres. Phosphates. Chlorures. Dextrine. Matières azotées. Falsifications. Réglisse. Saccharine. Acide salicylique. Acide borique. Borax. Acide sulfureux. Bisulfite. Succédanés du houblon. — *Cidre :* Éléments normaux. Acide malique. Principes pectiques. Alcalinité des cendres. Falsifications. Acide tartrique. Matières colorantes. — *Vinaigre :* Éléments normaux. Densité. Extrait sec à 100°. Matières réductrices. Acidité totale. Bitartrate de potasse. Cendres. Falsifications. Acides minéraux libres. Plomb, cuivre.

Tableaux synoptiques pour l'Analyse du Lait, du beurre et du fromage, par P. GOUPIL. 1 vol. in-16 de 64 pages, avec 5 fig., cartonné.. **1 fr. 50**

Lait : Dosages et recherches. Éléments normaux. Caractères organoleptiques. Densité. Crème. Extrait sec à 100°. Cendres. Beurre. Caséine. Lactose. Falsifications et altérations. Mouillage. Acide borique. Borax. Acide salicylique. Bicarbonate de soude. Dextrine. Amidon. Examen microscopique. Lait normal et altérations. Falsifications. — *Beurre :* Éléments normaux. Humidité. Matières insolubles dans l'éther. Cendres. Matières grasses. Éléments normaux et falsifications. Matières grasses étrangères. Chlorure de sodium. Acide borique. Borax. Acide salicylique. Bicarbonate de soude. Matières colorantes. — *Fromage :* Caractères normaux. Humidité. Cendres. Chlorure de sodium. Matières grasses. Acidité. Falsifications.

TABLEAUX SYNOPTIQUES D'ANALYSES

Tableaux synoptiques pour l'Analyse chimique de l'Eau, par P. GOUPIL. 1 vol. in-16 de 70 pages, avec 10 fig., cart. **1 fr. 50**

Dosages et recherches chimiques. Méthode du laboratoire du comité consultatif d'hygiène de France. Éléments et caractères à déterminer dans l'analyse d'une eau. Caractères organoleptiques. Résidu sec à 110°. Résidu fixe après calcination. Silice. Acide phosphorique. Chlorures. Sulfates. Azotites. Nitrates. Chaux. Magnésie. Azote ammoniacal. Azote albuminoïde. Matières organiques. Méthode hydrotimétrique. Éléments et caractères à déterminer. Détermination du degré hydrotimétrique total. Chaux totale. Magnésie. Acide carbonique. Sulfate de chaux. Interprétation générale des résultats fournis par l'analyse quantitative. Recherches microscopiques. Prise d'échantillon et mode opératoire. Résultat de l'examen microscopique.

Tableaux synoptiques pour l'Examen bactériologique de l'Eau, par P. GOUPIL, 1902, 1 vol. in-16 de 72 pages, avec 14 figures, cartonné .... **1 fr. 50**

I. Généralités. — I. Instruments. — II. Appareils pour la stérilisation et les cultures. — III. Matières colorantes. — IV. Produits chimiques et solutions accessoires. — V. Précautions à prendre. — VI. Préparation des milieux de culture. — VII. Prise d'échantillon et transport.

II. Marche générale de l'analyse bactériologique. — I. Ensemencement des milieux. — II. Numération des germes aérobies. — III. Détermination des germes aérobies. — IV. Caractères du Micrococcus ou Bacillus prodigiosus. — V. Caractères du Micrococcus pyogenes aureus. — VI. Caractères du Bacillus fluorescens liquefaciens. — VII. Caractères du Bacillus pyocyaneus. — VIII. Caractères du Bacillus violaceus. — IX. Caractères du Bacillus fluorescens putridus. — X. Caractères du Micrococcus albus. — XI. Caractères du Proteus vulgaris. — XII. Recherche du Bacillus coli et du bacille typhique.

III. L'eau potable.

Tableaux synoptiques de Bactériologie médicale, par le Dr A. DUPONT, ancien interne des hôpitaux. 1 vol. in-16 de 80 pages, cartonné .... **1 fr. 50**

Instruments. Appareils pour la stérilisation et les cultures. Matières colorantes. Produits chimiques et solutions accessoires. Milieux de culture. Préparation des milieux usuels. Pratique des ensemencements. Culture des anaérobies. Isolement des diverses espèces microbiennes. Inoculations aux animaux. Examen des microbes. Examen bactériologique du pus, des crachats, du sang, des fausses membranes et des organes, des urines, des selles, des coupes. Staphylocoques. Streptocoques. Pneumocoque. Gonocoque. Méningocoque. Tétragène. Pneumo-bacille de Friedlander. Bacilles diphtérique, pseudo-diphtérique, pyocyanique, de Ducrey, de la pourriture d'hôpital, de la peste, de Pfeiffer, d'Eberth. Colibacille. Différenciation du bacille d'Eberth et du coli-bacille. Bactéridie charbonneuse. Bacille de la tuberculose, de la lèpre. Spirille de la fièvre récurrente. Vibrion du choléra. Vibrions, pseudo-cholériques. Bacille de la morve. Bacille du tétanos. Vibrion septique.

Tableaux synoptiques pour l'Analyse des Urines et des dépôts urinaires, par G. DREVET, pharmacien de 1re classe. 2e *édition*, 1 vol. in-16 de 78 p., avec 9 planches, cart.... **1 fr. 50**

ENVOI FRANCO CONTRE UN MANDAT-POSTE

TABLEAUX SYNOPTIQUES D'ANALYSES

Tableaux synoptiques pour l'Examen et l'Analyse des Conserves alimentaires, par le Dr C. MANGET, pharmacien major de l'armée, 1902, 1 vol. in-16 de 72 pages, avec figures, cart. **1 fr. 50**

Analyse des conserves alimentaires. — 1. Division des conserves. — 2. Analyse des éléments d'une conserve. — 3. Examen de la viande — 4. Examen du bouillon. — 5. Dosage des matières grasses. — 6. Dosage de matières minérales. — 7. Composition des principaux aliments. — 8. Composition de quelques conserves. — 9. Composition de la conserve de viande de l'armée.

II. Conserves diverses. — 1. Saindoux. — 2. Lait concentré. — 3. Biscuiterie et pâtes alimentaires. — 4. Fromages.

III. Détermination de la valeur alimentaire.

IV. Altérations des conserves. — 1. Causes et signes d'altération.— 2. Ptomaïnes. — 3. Recherche bactériologique.

V. Recherche des antiseptiques.

VI. Examen des récipients.

Tableaux synoptiques pour l'Examen des Tissus et l'Analyse des Fibres textiles, par C. MANGET, pharmacien major de l'armée. 1 vol. in-16 carré de 80 pages, avec figures, cart. **1 fr. 50**

Ire PARTIE. — *Préliminaires.* — I. Préparation de fibres pour l'examen micro-chimique. — II. Dissociation des fibres. — III. Procédé micro-chimique de Vétillard.

IIe PARTIE. — *Étude des fibres textiles.* — I. *Caractères généraux des fibres végétales.* — 1. Chanvre. — 2. Coton. — 3. Coton hydrophile. — 4 Jute. — 5. Lin. — 6. Phormium. — 7. Ramie. — II. *Caractères généraux des fibres animales.* — 1. Laine. — 2. Soie. — III. *Tableau distinctif des fibres d'origine végétale et animale.*

IIIe PARTIE. — *Examen et analyse des tissus.* — I. Examen de la valeur d'une étoffe de soie. — II. Examen de la valeur d'un drap. — III. Examen de la valeur d'une toile de lin. — IV. Examen d'une toile de coton. — V. Recherche micro-chimique des fibres végétales dans les tissus. — VI. Examen des tissus métalliques. (1. Galon d'or. 2. Galon d'argent).

Tableaux synoptiques pour l'Analyse des Farines, par F. MARION, ingénieur des arts et manufactures, et C. MANGET, docteur en médecine. 1 vol. in-16 de 80 pages, avec fig., cartonné. **1 fr. 50**

Matériel. Solutions et réactifs. Prélèvement de l'échantillon. Propriétés physiques. Goût. Toucher. Aspect. Analyse sommaire : Dosage de l'eau, du gluten humide et sec, de l'eau d'hydration du gluten humide. Analyse complète : Dosage de l'eau, des matières minérales, de l'acidité, de l'azote, de la cellulose. Analyse quantitative et qualitative du gluten. Valeur boulangère des farines. Liqueurs titrées. Alcool à 71° (tableaux). Altérations par l'âge, les parasites, les graines étrangères, les organismes inférieurs, les insectes. Falsifications par les vieilles farines, les amidons étrangers, les substances minérales et végétales.

PHARMACOLOGIE — THÉRAPEUTIQUE

Formulaire Officinal et Magistral international, par les Drs J. JEANNEL, pharmacien inspecteur du service de santé de l'armée, et MAURICE JEANNEL, professeur à la Faculté de médecine de Toulouse. 4e *édition*, 1886, 1 vol. in-18 jésus de 1 044 pages, cartonné... **6** fr.

Ce Formulaire comprend environ quatre mille formules tirées des Pharmacopées légales de la France et de l'étranger, ou empruntées à la pratique des thérapeutistes et des pharmacologistes les plus autorisés, avec les indications thérapeutiques, les doses de substances simples et composées, le mode d'administration et l'emploi des médications nouvelles.

Aux formulaires particuliers de l'oculistique, de l'hygiène et de la pathologie dentaire et des cosmétiques et parfums, les auteurs ont ajouté un formulaire spécial de la médecine vétérinaire. L'ouvrage est complété par un tableau des eaux minérales et un mémorial thérapeutique.

Guide et formulaire de Thérapeutique, par le Dr HERZEN. 1898, 1 vol. in-18 de 500 pages, cartonné........................... **5** fr.

Formulaire de l'Union médicale. Douze cents formules favorites des médecins français et étrangers, par le Dr N. GALLOIS. 4e *édition*, revue et augmentée. 1 vol. in-32 de 640 pages, cartonné... **3** fr.

Cours de Thérapeutique, professé à la Faculté de médecine de Paris, par A. GUBLER. 1 vol. in-8 de 568 pages................ **9** fr.

Principes de Thérapeutique générale, par FONSSAGRIVES, 2e *édition*. 1 vol. in-8 de 590 pages.............................. **9** fr.

Études de Thérapeutique générale et spéciale (Injections hypodermiques), avec application aux maladies les plus usuelles, par le prof. LUTON. 1882, 1 vol. in-8 de 472 pages.................. **6** fr.

Tableaux synoptiques de Thérapeutique, par le Dr DURAND, 1899, 1 vol. gr. in-8 de 224 pages, cartonné................. **5** fr.

Commentaires thérapeutiques du Codex medicamentarius, Histoire de l'action physiologique et des effets thérapeutiques des médicaments inscrits dans la Pharmacopée française, par ADOLPHE GUBLER, professeur de thérapeutique à la Faculté de médecine de Paris. 5e *édition*, revue et augmentée, en concordance avec le Codex de 1895, par E. LABBÉE, ancien président de la Société de thérapeutique. 1896, 1 vol. in-8 de 1141 pages...... .... **18** fr.

La *Pharmacopée française* dont la dernière édition remonte à 1884 vient de s'augmenter d'un *supplément*. Pendant cette période de 1884 à 1895, de nombreux médicaments nouveaux ont été introduits en thérapeutique.

On trouvera dans cette nouvelle édition des commentaires thérapeutiques du professeur GUBLER, consacrés par un succès de cinq éditions, l'exposé de tous les médicaments inscrits dans la Pharmacopée française et dans son supplément.

Les Médicaments nouveaux, par le Dr E. LABBÉE. Supplément aux *Commentaires thérapeutiques du Codex* du professeur GUBLER. 1896. Gr. in 8, 80 pages.. **2** fr.

Les anti-thermiques, les analgésiques, les soporifiques, les cardiaques et les antiseptiques, enfin la sérothérapie qui vient d'ouvrir une ère nouvelle à la thérapeutique, ont été plus spécialement étudiés.

PHARMACOLOGIE — THÉRAPEUTIQUE

Traité élémentaire de Thérapeutique, de Matière médicale et de Pharmacologie, par le Dr A. Manquat, professeur agrégé de l'Ecole de médecine et de pharmacie militaires du Val-de-Grâce. 4e *édition,* 1900, 2 vol. in-8 de 2104 pages.................. **24** fr.

Cet ouvrage est divisé en trois parties.
La première est un exposé de la *thérapeutique générale ;*
La deuxième comprend, sous le nom de *modificateurs,* l'étude de tous les agents thérapeutiques, classés d'après les modifications utilisables qu'ils impriment à telle ou telle fonction. L'auteur a insisté sur les données relatives à l'*infection,* à l'*antisepsie* et l'*atténuation des virus.*
La troisième partie est un résumé des *connaissances pharmacologiques* nécessaires au médecin.
L'auteur a donné une place considérable aux *indications* des *remèdes* et à leur *mode d'administration.* Les *médicaments nouveaux,* si nombreux depuis quelques années, sont tous passés en revue.

Nouveaux éléments de Matière médicale et de Thérapeutique, exposé de l'action physiologique et thérapeutique des médicaments, par les professeurs Nothnagel et Rossbach, avec une introduction par Ch. Bouchard, de l'Institut, professeur à la Faculté de médecine de Paris, 2e *édition.* 1889. 1 vol. gr. in-8 de 920 p. **16** fr.

Aide-mémoire de Pharmacologie et de Matière médicale, par Paul Lefert. 1894, 1 vol. in-8 de 288 pages, cartonné.... **3** fr.

Aide-mémoire de Thérapeutique, par Paul Lefert. 1 vol. in-18 de 276 pages, cartonné.................................. **3** fr.

Lexique-Formulaire des Nouveautés médicales. Nouvelles maladies, nouveaux remèdes, nouvelles opérations, par le professeur Paul Lefert. 1898, 1 vol. in-18 de 336 pages, cartonné...... **3** fr.

Formulaire du Médecin de campagne, par le Dr Gautier. 1899, 1 vol. in-18 de 288 pages, cartonné.............................. **3** fr.

La pratique de la Sérothérapie, par le Dr H. Gillet, ancien interne des hôpitaux de Paris. 1895, 1 vol. in-18 jésus de 300 pages avec figures, cartonné .... **4** fr.

Travaux de Thérapeutique expérimentale, par Henrijean, Van Aubel et Corin. 1884, gr. in-8, 343 pages, avec 64 figures. **5** fr.

La Méthode de Brown-Séquard. La médication orchitique, thyroïdienne, pancréatique, capsulaire et cérébrale. Les injections d'extraits organiques. La transfusion nerveuse, par le Dr Ch. Eloy, ancien interne des hôpitaux de Paris, lauréat de l'Académie de médecine. 1893, 1 vol. in-16 de 300 pages, avec figures......... **3** fr. **50**

Les médicaments oubliés : la Thériaque. Etude historique et pharmacologique, par J. Bernhard, pharmacien de 1re classe. 1893, 1 vol. in-16 de 150 pages.................................... **2** fr.

Maladies et Médicaments à la mode, par le Dr Degoix. 1 vol. in-16, 178 pages.. **2** fr.

La Série aromatique en Thérapeutique, par le Dr De Buck. 1890, 1 vol. in-18 de 180 pages, cartonné.................... **5** fr.

Eléments de Pharmacologie générale, par le Dr De Buck. 1892, 1 vol. in-18 de 382 pages, cartonné........................ **5** fr.

ENVOI FRANCO CONTRE UN MANDAT POSTAL.

BOTANIQUE MÉDICALE

Manipulations de Botanique médicale et pharmaceutique, Iconographie histologique des Plantes médicinales, par MM. JOSEPH HÉRAIL, agrégé de l'École supérieure de pharmacie de Paris, professeur à l'École de médecine et de pharmacie d'Alger, et VALÈRE BONNET, ancien préparateur des travaux micrographiques à l'Ecole de pharmacie de Paris; préface par M. le professeur G. PLANCHON, directeur de l'Ecole supérieure de pharmacie de Paris. 1 vol. gr. in-8 de 223 pages, avec 36 planches coloriées et 233 fig., cartonné.. **20** fr.

La première partie des *Manipulations de botanique médicale* est l'introduction naturelle à l'étude spéciale des drogues simples. C'est un précis d'*histologie spéciale* suffisamment développé pour que rien d'important dans ce domaine, qui s'étend tous les jours, n'échappe au lecteur, et qui, d'autre part, ne se perd pas dans des détails inutiles ou superflus. M. Hérail, qui a longtemps dirigé les élèves de l'École de pharmacie de Paris dans leurs travaux pratiques de micrographie, sait bien par expérience quelle est la juste mesure à tenir et, en même temps, quels sont les exemples à la fois simples et démonstratifs qu'il convient d'utiliser.

L'intérêt de la seconde partie, l'*histologie spéciale des plantes médicinales*, est plus particulièrement dans les figures faites par M. Valère Bonnet, qui, en qualité de dessinateur, a collaboré avec M. Hérail à la direction des travaux de nos élèves.

Cette partie spéciale est un atlas de nombreuses planches faites par des observateurs habitués à l'exactitude, et accompagné d'une notice comprenant l'origine botanique, la description, les substitutions et les usages de la drogue.

Ces planches présentent l'avantage d'indiquer par des couleurs la teinte des divers tissus vus sous le microscope. Ces teintes variées permettent de distinguer nettement les tissus les uns des autres et, dans certains cas, elles mettent en relief le caractère le plus saillant d'éléments de première importance. G. PLANCHON.

Nouveaux éléments d'Histoire naturelle médicale, par D. CAUVET, professeur à la Faculté de médecine de Lyon. 3e *édition*. 2 vol. in-18 jésus de 600 pages, avec 824 figures...... **12** fr.

Nouveaux éléments de Matière médicale, comprenant l'histoire des Drogues simples, d'origine animale et végétale, leur constitution, leurs propriétés et leurs falsifications, par D. CAUVET. 2 vol. in-18 jésus, ensemble 1750 pages, avec 701 figures... **15** fr.

Éléments de Botanique médicale, contenant la description des végétaux utiles à la médecine et des espèces nuisibles à l'homme, vénéneuses ou parasites, par MOQUIN-TANDON, membre de l'Institut, professeur à la Faculté de médecine de Paris, 3e *édition*. 1 vol. in-18 jés., avec 133 fig., cartonné.............................. **4** fr.

Aide-mémoire d'Histoire naturelle médicale, par le professeur PAUL LEFERT. 1 vol. in-18 de 288 pages, cartonné........... **3** fr.

Étude des Ipécacuanhas, de leurs falsifications et des substances végétales qu'on peut leur substituer, par JACQUEMET. 1889, 1 vol. in-8 de 326 pages, avec 19 planches....................... **12** fr.

Histoire naturelle des Quinquinas, par WEDDELL. 1 vol. in-folio, avec 32 planches col.................................. **60** fr.

Du siège des Substances actives dans les Plantes médicinales, par J. CHATIN. 1876, in-8, 173 pages, avec 2 pl.... **3** fr. **50**

Études botaniques, chimiques et médicales sur les Valérianées, par J. CHATIN. 1872, gr. in-8, 148 p. avec 14 pl... **10** fr.

Histoire botanique et thérapeutique des Salsepareilles, par VAN DER COLME. Gr. in-8, avec 4 pl. col................ **3** fr. **50**

Des Solanées, par CAUVET. 1 vol. in-4, 152 p., avec 6 pl..... **5** fr.

PLANTES MÉDICINALES

Atlas colorié des Plantes usuelles, 80 planches chromolithographiées, par C. HOFFMANN. Description des espèces, précédée d'une introduction consacrée à l'étude des caractères extérieurs des végétaux, par EMILE PERROT, docteur ès sciences naturelles, professeur agrégé à l'Ecole supérieure de pharmacie de Paris. 1901, 1 vol. in-4, avec 80 pl. col. cartonné.......................... **30** fr.

Nouveau Dictionnaire des plantes médicinales, par le professeur A. HÉRAUD, pharmacien en chef de la marine. Description, habitat et culture, récolte, conservation, parties usitées, composition chimique, formes pharmaceutiques et doses, action physiologique, usages dans le traitement des maladies, étude sur les plantes médicales au point de vue botanique, pharmaceutique et médical, clef dichotomique et tableau des propriétés médicinales. 3e *édition* revue et augmentée. 1 vol. in-18 jésus de 652 pages avec 294 fig. cart.. **7** fr.

Édition in-8 avec 294 planches coloriées d'après les aquarelles de MILLOT, cart... **20** fr.

Après avoir indiqué les noms français et latins de chaque plante ainsi que les noms vulgaires les plus connus, M. Héraud signale la famille et, s'il y a lieu, la sous-famille dont elle fait partie, et termine par l'étymologie.

Dans la description qui vient ensuite, il présente un tableau aussi exact que possible des caractères propres à faire reconnaître le végétal ; ces descriptions ont été tracées soit d'après nature, soit, pour les plantes exotiques, d'après les auteurs les plus recommandables ; il désigne l'époque à laquelle la fleur arrive à l'épanouissement, le fruit à la maturité. Il complète les indications relatives à la botanique, en faisant connaître le pays dans lequel croît la plante et les soins à lui donner au cas où il est indispensable de la cultiver.

Il s'occupe ensuite d'énumérer les parties du végétal usitées en médecine, d'exposer les précautions que l'on doit prendre pour les récolter et les conserver, puis il passe à l'examen des propriétés physiques et chimiques de ces substances, et à l'indication : 1° des modifications qu'on leur fait subir pour faciliter leur emploi en médecine ; 2° des doses auxquelles on les prescrit ; 3° des médicaments qu'il faut éviter de leur associer et de ceux qui peuvent les suppléer.

Il termine enfin par l'exposé de l'action que chaque plante exerce sur l'économie animale, et des applications, soit rationnelles, soit empiriques, dont elle a été l'objet.

Il a fait précéder cette étude : 1° de considérations générales sur le choix, la récolte, la conservation des plantes, leurs formes pharmaceutiques les plus usuelles ; 2° d'une classification des plantes d'après leurs propriétés médicales avec clef dichotomique.

L'ouvrage se termine par un mémorial thérapeutique.

Manuel de l'herboriste, comprenant la culture, la récolte, la conservation, les propriétés médicinales des plantes du commerce et un dictionnaire des maladies et des remèdes, par le Dr RECLU. 1 vol. in-16 de 160 p., avec 52 fig.............................. **2** fr.

Histoire naturelle des Drogues simples, par J.-B. GUIBOURT et G. PLANCHON, professeurs à l'Ecole supérieure de pharmacie de Paris, 7e *édition*, 4 forts vol. in-8, avec 1077 fig............ **36** fr.

Seul, le *Traité des drogues simples* de MM. Guibourt et Planchon comprend l'étude complète des drogues *d'origine minérale, d'origine végétale* et *d'origine animale ;* seul, il répond exactement à son titre de *Cours d'histoire naturelle* professé d'abord par M. Guibourt et ensuite par M. Planchon. Outre les détails pratiques de *détermination*, il comprend l'histoire complète de toutes les drogues : *origine, extraction, caractères physiques et chimiques, préparation, mode d'emploi, usages pharmaceutiques et thérapeutiques, falsifications,* etc. ; il embrasse l'ensemble de toutes les questions qui se rattachent à l'étude de la matière médicale.

CHIMIE

Traité élémentaire de Chimie, par R. ENGEL, professeur à l'École centrale des arts et manufactures. 1896, 1 vol. in-8 de 700 pages, avec 165 figures. .... **8 fr.**

L'auteur s'est proposé, dans ce livre, de présenter un exposé méthodique de la science et de coordonner l'étude spéciale de chaque corps suivant un plan uniforme, de manière à faciliter la mémoire des faits si nombreux en chimie. Il s'est efforcé, d'autre part, de rattacher les notions spéciales à des idées générales et de porter ainsi le lecteur à des rapprochements qui facilitent la compréhension des phénomènes et celle du mécanisme des réactions.

Dans ce but, il a apporté à la disposition habituellement adoptée des matières, diverses modifications auxquelles l'a amené l'expérience acquise depuis vingt années d'enseignement. C'est ainsi que : 1° les propriétés générales des sels sont exposées dans la première partie de l'ouvrage ; 2° les genres de sels sont décrits immédiatement après l'acide dont ils dérivent et dont l'histoire se trouve ainsi complétée ; 3° les caractères analytiques des sels, qui se confondent avec ceux de l'acide, figurent à la suite de la description de chaque genre de sel et non dans une partie spéciale du livre ; 4° la plupart des équations chimiques qui ne sont pas des phénomènes de double décomposition sont complétées par l'indication du phénomène thermique qui les accompagne.

Précis de Chimie atomique, tableaux schématiques coloriés, par J. DEBIONNE, professeur à l'École de médecine d'Amiens. 1896, 1 vol. in-16 de 192 pages, avec 43 planches, comprenant 175 figures en 5 couleurs, cart. .... **5 fr.**

Les progrès réalisés par la chimie moderne et l'innombrable variété de corps nouveaux auxquels l'application des nouvelles méthodes a donné naissance, n'ont pas été sans rendre l'étude de cette science plus aride et plus difficile. Aussi, combien de jeunes gens, effrayés par une suite interminable de mots barbares, qui semblent ôter à la science chimique tout son attrait, n'ont pas persévéré dans l'étude de cette science, faute d'avoir été aidés dès leurs premiers pas.

Dans toutes les sciences cependant, on s'ingénie de plus en plus à donner de plus grandes facilités pour apprendre. L'enseignement par les yeux est certes un de ceux qui apprennent le plus vite et gravent le mieux dans la mémoire. Rien de semblable n'avait été tenté jusqu'ici pour la chimie.

L'idée de ce précis a été suggérée à l'auteur par les difficultés qu'ont les débutants à se reconnaître dans les ouvrages théoriques trop abstraits. Parler aux yeux, telle a été la préoccupation de M. DEBIONNE. L'originalité de ce précis de chimie atomique, c'est que les composés chimiques les plus importants y sont représentés schématiquement par des couleurs et des signes conventionnels.

Nouveau Dictionnaire de Chimie, illustré de figures intercalées dans le texte, comprenant les applications aux sciences, aux arts, à l'agriculture et à l'industrie, à l'usage des chimistes, des industriels, des fabricants de produits chimiques, des laboratoires municipaux, des médecins, des pharmaciens, par EMILE BOUANT, agrégé des sciences physiques, professeur au lycée Charlemagne, avec une introduction par M. TROOST (de l'Institut). 1 vol. gr. in-8 de 1160 p., avec 650 figures. .... **25 fr.**

Sans négliger l'exposition des théories générales, dont on ne saurait se passer pour comprendre et coordonner les faits, l'auteur s'est astreint cependant à rester sur le terrain de la chimie pratique. Les préparations, les propriétés, l'analyse des corps usuels sont indiqués avec tous les développements nécessaires. Les fabrications industrielles sont décrites de façon à donner une idée précise des méthodes et des appareils.

Cet ouvrage présente un tableau complet de l'état actuel de la science.

Les théories et les notations de la Chimie moderne, par ANTOINE DE SAPORTA. Introduction par C. FRIEDEL (de l'Institut). 1 vol. in-16 de 436 pages. .... **3 fr. 50**

www.ingramcontent.com/pod-product-compliance
Ingram Content Group UK Ltd.
Pitfield, Milton Keynes, MK11 3LW, UK
UKHW020317220726
13923UKWH00003B/1203

9 782019 265007